Raisa Rashid
Shazia Mir

Le concept dentogène : une philosophie esthétique

Raisa Rashid
Shazia Mir

Le concept dentogène : une philosophie esthétique

ScienciaScripts

Imprint

Any brand names and product names mentioned in this book are subject to trademark, brand or patent protection and are trademarks or registered trademarks of their respective holders. The use of brand names, product names, common names, trade names, product descriptions etc. even without a particular marking in this work is in no way to be construed to mean that such names may be regarded as unrestricted in respect of trademark and brand protection legislation and could thus be used by anyone.

Cover image: www.ingimage.com

This book is a translation from the original published under ISBN 978-613-6-61527-1.

Publisher:
Sciencia Scripts
is a trademark of
Dodo Books Indian Ocean Ltd. and OmniScriptum S.R.L Publishing group
Str. Armeneasca 28/1, office 1, Chisinau-2012, Republic of Moldova, Europe
Printed at: see last page
ISBN: 978-620-5-27438-5

SOMMAIRE

CHAPITRE 1

INTRODUCTION

La dentogénie est l'art, la pratique et la technique permettant de créer l'illusion de dents naturelles dans des prothèses dentaires artificielles et repose sur le facteur élémentaire influencé par le sexe, la personnalité et l'âge du patient[1] . Le concept de la dentogénie est une aventure dans le domaine de l'art cosmétique. Il a été écrit un jour que nous accueillons le monde avec notre visage.

Le visage est la partie la plus visible de l'anatomie humaine, et c'est lui qui contribue à déterminer notre acceptation sociale, notre confiance et notre respect de soi. L'apparence du visage est une préoccupation majeure pour chacun, car elle constitue une part importante de l'image de soi. La perte de dents, en raison de son effet sur l'apparence du visage, crée souvent un énorme traumatisme psychologique pour le patient. La prothèse peut soit améliorer, soit détourner l'image personnelle du patient, selon le naturel et l'attrait de son apparence.

Selon Frush, "l'acceptation du traitement par le patient est considérablement facilitée lorsque la prothèse répond à deux besoins esthétiques fondamentaux : la représentation d'une norme physiologique et une amélioration réelle de l'attrait du sourire..."[2] . L'objectif de la profession dentaire devrait être de satisfaire ces deux besoins importants.

La beauté est dans les yeux de celui qui regarde. Les capacités artistiques des dentistes varient de l'un à l'autre. Si presque tout le monde s'accorde à dire que la Joconde de Léonard de Vinci est une œuvre d'art, l'impact artistique d'une prothèse dentaire est beaucoup plus subjectif. L'imitation de la nature est toujours la meilleure solution. Le dentiste doit tenir compte à la fois de l'anatomie et de la physiologie du visage, ainsi que des principes artistiques, pour réaliser une prothèse d'aspect naturel.

Pour obtenir une prothèse d'apparence plus naturelle, trois ingrédients sont nécessaires[3] ; les bonnes dents, placées dans la bonne position et maintenues en place par une matrice d'apparence naturelle (base de prothèse visible).

CHAPITRE 2
TERMINOLOGIE

Esthétique :

Le mot "esthétique" est issu de la même racine grecque que "esthesia" qui signifie sensibilité ou sensation[4] . Dans le substantif "esthète", nous avons celui qui perçoit et engage une sensation agréable. Esthétique est la forme adjectivale, signifiant " sensible au beau dans l'art ou la nature ".

L'esthétique est définie dans le Webster's New Colligate Dictionary comme "une branche de la philosophie traitant de la nature du beau et du jugement concernant la beauté".

Une autre définition fournie par la même source est la suivante : "Une conception particulière de l'art ou de la beauté selon une théorie philosophique".

Dentogenic est un mot inventé pour exprimer, en référence à la dentisterie prothétique, exactement la même signification que le suffixe - *genic* importé pour photographier dans le mot photogenic. Selon le dictionnaire Websters, il s'agit d'un terme qui signifie "éminemment apte à la production ou à la reproduction".

Dans notre mot dentogène, nous cherchons à décrire uniquement une prothèse dentaire qui est éminemment appropriée, en ce sens que, pour le porteur, la prothèse ajoute au charme, au caractère, à la dignité ou à la beauté de la personne dans un sourire pleinement expressif. La dentogénie désigne donc l'art, la pratique et les techniques utilisés pour atteindre cet objectif esthétique en dentisterie.

Lorsque la dentogénie a évolué, l'esthétique a pris toute sa signification dans sa troisième dimension :

I)   Le porteur d'une restauration dentogène doit avoir une sensibilité intérieure de bien-être.

II) L'observateur d'une restauration dentogène doit percevoir la beauté ou l'accomplissement de l'objectif de la restauration. la personnalité du porteur dans son sourire.

III)   Le dentiste qui a créé la restauration dentogène se sentirait profondément récompensé.

CHAPITRE 3

HISTOIRE DE LA DENTOGÉNIE

En 1915, Williams a introduit le concept du carré, de l'ovoïde et du conique pour choisir la forme des dents pour les prothèses dentaires. Un visage carré méritait des dents carrées, un visage ovoïde des dents ovoïdes et un visage effilé, des dents effilées.

Origine de la dentogénie :

En 1936, Wilhem Zech, un maître sculpteur, eut l'idée que les prothèses artificielles étaient autre chose que des lames de porcelaine adaptables à une crête résiduelle édentée.

Le père de Zech était dentiste, et c'est pour son père qu'il a commencé à produire des dents avec quelque chose de plus qu'un design géométrique. Le jeune Wilhelm Zech s'est rendu compte que chaque os du visage humain, ainsi que de l'ensemble du corps humain, contribue à la personnalité totale de l'homme. Les dents ne le sont pas moins.

En 1952, Zech a déclaré que les dents étaient les instruments de la personnalité et les projecteurs de la vitalité. Zech a expérimenté les moulages, les espacements et la disposition des dents dans des prothèses dentaires artificielles pour son père, avec un concept d'article de ce qui devait se trouver dans la bouche d'une vingtaine d'humains. Il rectifie et forme des dents qui, par leur configuration, dépeignent des styles et des types de personnalités distincts. Le type féminin, doux et arrondi, le type masculin, rude et grossier. Il a modifié les concepts standard d'ovoïde, de carré et d'effilement, et a ajouté une irrégularité artistique de la surface, une formation proximale inhabituelle, des crêtes vigoureuses et des interprétations subtiles du corps.

La Fondation Suisse de Médecine Dentaire :

Il a été créé en 1952, à Los Angeles, en Californie. C'est là que les idées ont été échangées, que les résultats photographiques ont été présentés et que tout le domaine de l'esthétique dentaire a été mis en valeur. Les séminaires organisés à la fondation Swissdent se sont déroulés dans le calme et sans fanfare.

Lors d'un séminaire d'une journée organisé à la fondation Swissdent en 1955, un groupe représentatif d'environ 25 dentistes en exercice s'est vu remettre deux prothèses dentaires complètes de bonne facture. Chacun a été interrogé pour savoir si elles appartenaient à un homme ou à une femme et à quel âge et à quelle personnalité du patient elles correspondaient. Personne n'a pu donner de réponse précise.

En revanche, deux autres prothèses dentaires leur ont également été remises, une prothèse supérieure délicatement traitée avec une légère courbe ascendante vers la ligne des incisives et avec une disposition souple des dents. L'autre était, à la regarder dans la main, un arrangement grotesque de dents escarpées, anguleuses et placées de façon rigide. La première a été immédiatement identifiée comme convenant à une jeune femme et la seconde destinée à un vieil homme.

Lorsque l'on observe un instant les photographies de mains d'hommes et de femmes, il suffit de les regarder pour deviner si elles appartiennent à une femme ou à un homme. Il devrait en être de même pour les prothèses dentaires que l'un ou l'autre devrait porter.

Frush et Fisher ont préconisé l'utilisation de moules appropriés pour les hommes et les femmes plutôt que de tenter de faire fonctionner un moule unique pour les deux. Un guide pictural de ces trois catégories de personnalité d'hommes et de femmes a été suggéré. Frush et Fisher ont également préconisé la variation de position par rotation des dents antérieures individuelles afin d'obtenir des réflexions lumineuses différentes, renforçant ainsi l'apparence de vitalité dans des substances non vitales. Cela produisait une asymétrie naturelle.

L'introduction de l'influence du sexe, de la personnalité et de l'âge sur la disposition des dents de la prothèse antérieure était révolutionnaire au regard de ce qui se pratiquait dans la profession.

Le facteur SPA :

Sears a écrit que lorsque les latérales sont presque aussi larges que les autres dents de devant, on dit que la prothèse a une apparence forte ou masculine. Lorsque les latéraux sont plus étroits que la moyenne, la prothèse est dite d'apparence féminine. En ramenant le concept à la moyenne, on a constaté que "fort" signifiait généralement "grand" ou "carré" et que "délicat" signifiait "arrondi" ou "plus petit".

CHAPITRE 4

INTERPRÉTATION DENTOGÈNE

Il n'y a que deux sexes immédiatement identifiables à la vue, mais ils peuvent être identifiés par la tenue vestimentaire, la coiffure et tous les autres traits visibles.

L'âge peut être facilement divisé en jeunes, moyens et vieux, et aucun patient dans aucun groupe ne mérite la forme ou la couleur des dents de l'une ou l'autre des autres classifications.

La personnalité est un peu plus complexe, mais, là encore, elle peut être de trois types : vigoureuse, moyenne et délicate.

INTERPRÉTATION DENTOGÈNE DU FACTEUR SEXE :

Une femme est une femme du bout des doigts jusqu'à son sourire et un homme de ses poings jusqu'à son sourire[4] . Faire en sorte qu'une femme reste une femme et qu'un homme reste un homme, après que chacun ait perdu ses dents naturelles, est devenu un problème si important que la pensée moderne souligne qu'un dentiste doit être un artiste et un sculpteur aux qualités perceptives hautement développées.

Tout comme le sculpteur, avec son marteau et son ciseau, peut créer la belle image féminine d'une Vénus de Milo ou la forme musclée d'un Penseur[5] . Ainsi, le dentiste et le technicien qualifiés peuvent-ils créer ensemble le même flux de lignes masculines ou féminines dans la prothèse dentaire ?

Le dentiste en tant qu'artiste :

Il est fondamental dans notre pensée que le dentiste puisse être à la fois un artiste et un sculpteur. Chacun peut être parfait à sa manière, mais tout comme les rendus des artistes, les interprétations faites par les dentistes varient. L'objectif est la perception imaginative.

Imaginez que vous marchez dans la rue. Un bloc plus loin, une femme marche vers vous. À cette distance, vous percevez qu'il s'agit d'une femme. Au fur et à mesure qu'elle avance vers vous, vous vous faites une idée de sa personnalité. Lorsqu'elle passe devant vous, vous déterminez immédiatement son âge, et si elle est extrêmement féminine ou si elle est saine et athlétique, etc. Ce sont les conclusions qu'un dentiste doit tirer avant de commencer la construction d'une prothèse dentaire.

L'expression des caractéristiques féminines dans la prothèse dentaire

Un simple coup d'œil sur le schéma de la forme féminine suffit à illustrer la rondeur, la douceur et l'onctuosité qui caractérisent la femme. Il ne s'agit pas seulement d'une partie du corps, mais aussi de l'esprit, qui symbolise la compassion et la tendresse, la douceur et l'amour maternel.

Le sculpteur, dans son interprétation de la féminité, s'en tiendra à la forme sphérique. Elle est appelée sphérique plutôt que circulaire afin d'identifier la troisième dimension qui est si nécessaire pour la dentogénie et qui a été minimisée dans les procédures esthétiques habituelles. En utilisant la forme sphérique, le sculpteur confère à son sujet un sentiment de douceur qui, autrement, lui ferait défaut. On peut faire de même en insufflant ce sentiment de douceur féminine dans la dent et dans le sourire.

Notre interprétation individuelle de la féminité en dentogénie est accomplie par des procédures de meulage précises. Par exemple, le meulage des bords incisifs pour suivre une courbe plutôt qu'une ligne droite. La courbe suggère la douceur et donc la féminité.

Ainsi, pour une femme timide, d'âge moyen, légèrement obèse et aux contours arrondis, il faut choisir le moule qui est typiquement féminin et sculpté pour un contour corporel arrondi. Lors de l'affinage du moule féminin de base - un meulage en profondeur de l'angle mésiolabial a été effectué et les bords incisifs des incisives centrales et latérales ont été arrondis. Un meulage d'abrasion modéré a été effectué sur la pointe de la cuspide. Les bords incisifs de toutes les dents ont subi une abrasion distincte. Chez les personnes plus jeunes, on observe une plus grande quantité de texture bleue sur les dents naturelles. Une des incisives centrales doit être placée légèrement en avant de l'autre, tandis que la latérale doit être légèrement tournée pour suggérer la douceur.

L'expression des caractéristiques masculines :

Un schéma de la forme masculine illustre l'apparence cubique, dure, musclée, vigoureuse, typique des hommes. Cependant, la masculinité va au-delà de l'évaluation de l'apparence physique. La musculature exprime l'agressivité, l'audace, la dureté, la force, l'action et la vigueur. Une forme de dent basique, qui exprime les caractéristiques masculines, montre de la vigueur, de l'audace et de la dureté.

De même que la forme de base d'une dent "féminine" peut être individualisée en fonction de la propre interprétation du dentiste du degré de féminité, la forme de la dent masculine peut être traitée de manière plus approfondie.

En meulant suffisamment profondément et en quadrillant davantage les bords incisifs des incisives centrales et latérales, on peut voir dans le sourire d'un homme l'utilisation efficace de la forme de base de la dent. Le meulage du bord incisif devrait suivre une ligne plus droite.

Typiquement, chez un homme vigoureux d'âge moyen, les incisives centrales sont placées dans des positions audacieuses et proéminentes et tournées avec leur grand axe de manière à amener les surfaces distales légèrement en avant. Les incisives latérales doivent être carrées, positionnées avec leur surface mésiale vers l'intérieur. La cuspide doit être durcie par une position verticale, plutôt par un meulage d'abrasion sévère sur la pointe.

Interprétations du sexe par le positionnement des dents :

Les positions des bords incisifs, la proéminence des parties gingivales des collets des dents et la position du corps des dents reflètent la féminité et/ou la masculinité.

<u>Forme de l'arc :</u> la forme ronde dénote la féminité et la forme carrée dénote la masculinité.

<u>Dents antérieures maxillaires :</u> chez les femelles, les bords incisifs suivent la courbe de la lèvre inférieure. Chez les mâles, les incisives centrales sont sur un plan horizontal parallèle à la lèvre, les incisives latérales sont au-dessus du plan, et les cuspides sont sur le plan.

Normalement, pour les hommes d'âge mûr, le bord incisif est vu avec la lèvre au repos. Un homme d'âge moyen devrait avoir 1 mm de dent visible sous la lèvre au repos. Pour les femmes, il devrait être de 2 à 3 mm.

<u>Incisive centrale :</u> - Les deux positions de l'incisive centrale, placées en parfaite symétrie, sont les positions de départ pour les implantations dentaires conventionnelles. Tout d'abord, en amenant le bord incisif d'une des incisives centrales vers l'avant, on peut créer une position, qui est évidente mais dure. Par contre, si l'on déplace une des incisives centrales de la position de fixation vers l'extérieur, à l'extrémité cervicale, en laissant les bords incisifs ensemble, on a créé une position vivante harmonieuse. C'est la moins visible des trois positions.

La deuxième position, la plus vigoureuse, consiste à déplacer une incisive centrale corporellement antérieure à l'autre.

La troisième position est une rotation combinée des deux incisives centrales avec la surface distale, vers l'avant, avec une incisive déprimée à l'extrémité cervicale et l'autre déprimée incisalement.

Ces 3 positions peuvent être traitées avec douceur, ce qui est plus favorable aux femmes, ou avec vigueur, ce qui est plus favorable aux hommes.

Les incisives centrales maxillaires sont positionnées à environ 7 mm du milieu de la papille incisive chez les femelles. Les hommes ont une lèvre supérieure plus fine et plus musclée. Le placement de leurs incisives centrales à 5 mm du milieu de la papille incisive est un excellent point de départ pour obtenir un soutien réduit de la lèvre.

<u>Les incisives latérales</u> : Elles peuvent également conférer une qualité de douceur ou de dureté à l'arrangement par leurs positions (Fig.1and Fig. 2).

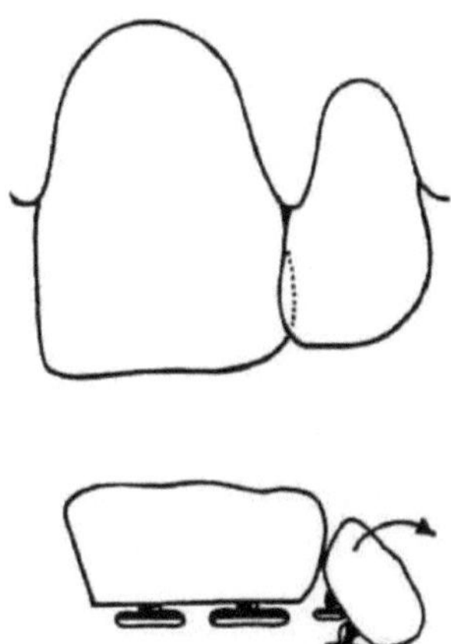

Fig. 1 : Ce positionnement des incisives latérales *confère une qualité de douceur féminine.*

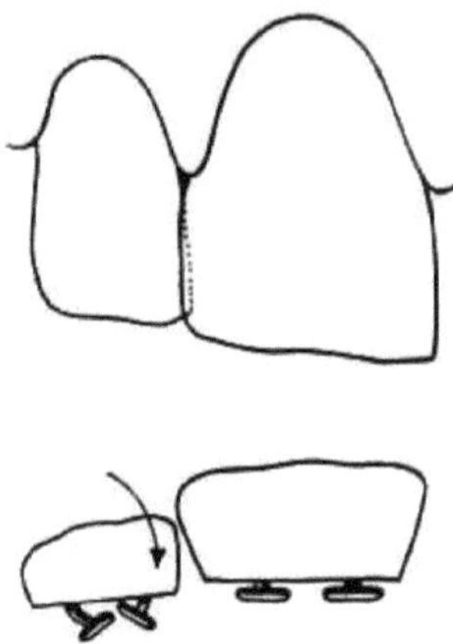

L'incisive latérale tournée pour montrer sa surface mésiale, qu'elle chevauche légèrement l'incisive centrale ou non, donne de la douceur ou de la coquetterie juvénile au sourire. En faisant l'inverse, c'est-à-dire en tournant l'incisive latérale mésialement, l'effet du sourire est durci.

On choisira la position douce pour le sourire très féminin et les positions dures pour l'homme vigoureux. Des incisives latérales plus petites avec des angles incisifs arrondis semblent plus féminines que des incisives plus longues.

<u>Les dents cuspidées</u> : sont généralement placées dans les trois positions suivantes :

1) Sortie à l'extrémité cervicale, vue de face.
2) Tourné pour montrer la face mésiale.
3) Presque vertical vu de côté.

Une éminence cuspidienne proéminente donne à la cuspide une plus grande importance et donne donc au sourire un aspect vigoureux plus adapté au sexe masculin.

Cuspide chez les femelles, en vue de face, les surfaces distales sont tournées en direction postérieure et la surface mésiale est exposée. Chez les mâles, la rotation est moindre, ce qui entraîne l'exposition du tiers mésial, vu de face. En vue latérale, les cuspides des deux sexes sont verticales par rapport au plan occlusal. En vue inférieure, les cols des cuspides sont en position légèrement plus labiale que les bords incisifs.

Souvent, le principal souci lors de la mise en place de la première prémolaire dans une prothèse maxillaire pour une patiente est l'esthétique plutôt que la fonction, car une femme expose généralement plus de dents maxillaires qu'un homme lorsqu'elle parle, sourit ou rit.

La troisième dimension - le broyage en profondeur :

L'aspect "prothèse dentaire" est principalement dû à l'apparence plate des dents antérieures supérieures artificielles ; leur manque de profondeur ou de "corps". Cela donne à la prothèse l'aspect d'un "bridge".

Nous avons toujours besoin de cette sensation de profondeur, de cette troisième dimension, pour le réalisme. Elle est utilisée aussi bien pour les femmes (forme sphéroïde) que pour les hommes (forme cubique). Le broyage de la profondeur se fait modérément pour les hommes et les femmes de proportions moyennes. Elle doit être augmentée en fonction de l'interprétation individuelle du sexe, de la personnalité et de l'âge du patient pour, par exemple, une femme au corps rond et des hommes vigoureux et jusqu'à un point d'aspect "osseux" exclusivement pour les types de masculinité les plus vigoureux. Sans ce facteur de perspective ou de troisième dimension, la restauration la plus parfaite manquera de la touche d'authenticité de la vie. Le meulage en profondeur est effectué sur la surface mésiale de l'incisive centrale uniquement.

Nous pouvons utiliser des dents fabriquées avec leurs déficiences techniquement imposées pour tromper l'œil de l'observateur, en créant la troisième dimension par une procédure de meulage en profondeur comme suit. Avec une pierre tendre, l'angle de la ligne mésiale-labiale de l'incisive centrale est meulé dans une coupe définie et plate, suivant la même courbe que le contour mésial de la dent, afin de déplacer le point visible le plus profond de la dent plus loin lingualement. Une fois cette coupe effectuée, il faut arrondir et lisser soigneusement l'angle aigu formé par la pierre et donner un poli parfait à la surface meulée de sorte qu'elle ne puisse être distinguée d'une surface produite par une glaçure dans un four à porcelaine.

Il est nécessaire de développer l'effet désiré dans le meulage en profondeur en tenant compte de 3 facteurs principaux : Une dent plate, fine et étroite est d'aspect délicat et convient aux femmes délicates (meulage peu profond). Une dent épaisse, osseuse, de grande taille, fortement sculptée sur sa face labiale, est vigoureuse et doit être utilisée exclusivement pour les hommes (meulage en profondeur sévère). Pour un patient moyen, une femme en bonne santé ou un homme moins vigoureux, le meulage en profondeur sera une moyenne. Le meulage en profondeur réduit la largeur des incisives centrales, ce qui dépend de la sévérité du meulage à accomplir. Il faut donc choisir une incisive centrale de plus grande taille du même moule.

INTERPRÉTATION DENTOGÉNIQUE DU FACTEUR PERSONNALITÉ :

Dans le cas d'une activité sociale normale, le sourire est la principale personnalité objective d'un être humain. La simple identité sexuelle ne pourrait pas répondre à nos exigences en matière de restauration dentogène, car nous comprenons la raison des différences de sentiments et d'apparences. Nous nous demandons quelle serait la popularité de la télévision, des films ou même des magazines si tous les gens étaient réduits à un type masculin et à un type féminin. Ainsi, indépendamment du fait que ce visage et cette silhouette sont notre gloire et notre fortune, la nature nous a dotés de quelque chose de plus important, la dignité et la satisfaction d'être un individu avec une personnalité propre[6].

L'interprétation du facteur de personnalité dépend de notre manipulation des formes des dents (moules), des couleurs des dents, de la position des dents et de la matrice (base visible de la prothèse).

Prise en compte de la personnalité et des moisissures :
Comparée à l'âge et au sexe, la personnalité est la plus difficile à déterminer, et constitue la meilleure mesure de l'inestimable individualité de chaque patient. Le terme de sélection de moule est dangereux dans la mesure où il implique une finalité, ce qui est impossible. Wilhelm Zech nous a donné ses concepts des moules dans le spectre de la personnalité en catégories vigoureuse, moyenne et délicate.

Naturellement, les incisives centrales de tout moule sélectionné peuvent être rectifiées pour raccourcir ou rétrécir les dents dans la proportion requise pour exprimer la personnalité.

L'utilisation du facteur de personnalité :
L'utilisation complète de la personnalité des patients ne devient pratique que si nous limitons les extrêmes de la vigueur et de la délicatesse. Un objectif très souhaitable serait de remplacer la méthode "essais et erreurs" par des essais répétés.

Spectre de la personnalité :

Pour fournir un outil de travail aux dentistes en ce qui concerne le facteur personnalité dans les restaurations dentogènes, ils ont conçu le spectre de personnalité, qui présente des bandes de couleur ou des teintes verticales de l'arc-en-ciel allant du rouge au violet (Fig. 3).

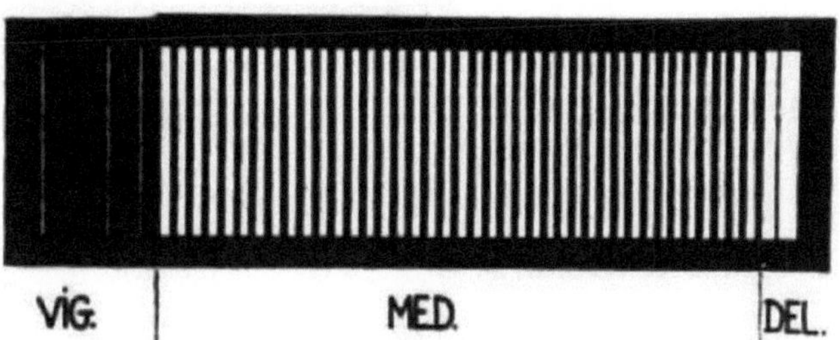

Fig. 3 : Spectre de la personnalité.

L'homme robuste et extraverti ne pouvait s'adapter qu'à l'extrémité rouge et audacieuse du spectre. La femme de type violet rétréci ne peut se situer qu'à l'extrémité droite de l'échelle et le type normal, homme ou femme, se situe quelque part entre les deux.

Les trois divisions du spectre de la personnalité sont ;

Type délicat (bande verte à violette) - 5 %.

Signifiant fragile, fraile, le contraire de robuste.

Type moyen (bande orange à jaune) - 80 %.

Signifie normal, modérément robuste, en bonne santé et d'apparence intelligente.

Le type vigoureux (rouge à violet) -15%.

Signifiant le contraire de délicat, dur et agressif en apparence, l'animal mâle extrême.

Les patients les plus vigoureux sont des hommes et les plus délicats des femmes.

Dents artificielles et spectre de la personnalité

Nous illustrons l'analogie entre l'art de la sculpture chez les animaux (Fig. 4) et l'effet de sculpture possible dans les dents artificielles.

a) Girafe sculptée aux contours délicats

b) Le lama sculpté représente un caractère ou une personnalité moyen et

c) Le taureau sculpté représente le type vigoureux

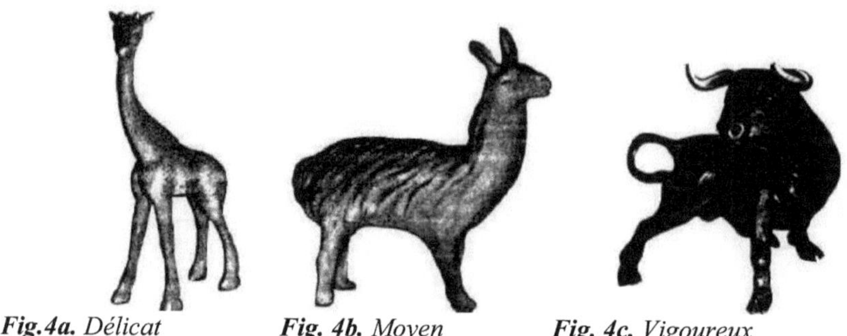

Fig.4a. *Délicat*   **Fig. 4b.** *Moyen*   **Fig. 4c.** *Vigoureux*

Personne ne ressemble à une girafe, un lama ou un taureau et l'utilisation de photos de ces animaux ne sert qu'à démontrer la capacité artistique des sculpteurs dans l'interprétation de caractères variés.

En choisissant un moule de la catégorie délicate, et en l'utilisant dans la bouche d'une personne frêle et délicate, nous conservons une harmonie entre la personnalité de la dent artificielle et la personnalité de l'individu. Une dent véritablement sculptée de la catégorie moyennement agréable exprime une personnalité ou un caractère moyennement similaire lorsqu'elle est vue en bouche. La vigueur, la force et l'agressivité, nous donne une harmonie, lorsqu'elle est utilisée dans la bouche d'une personne très vigoureuse.

Caractérisation excessive et personnalité :

La surcaractérisation signifie une accentuation excessive de la forme, de la couleur et de la disposition des dents artificielles par rapport au concept moyen d'une dent artificielle et de la disposition des dents artificielles. La surcaractérisation est nécessaire sur le plan artistique parce que nous sommes obligés d'utiliser des médias artificiels pour créer l'illusion de la réalité. Puisque nous utilisons des médias artificiels pour créer notre illusion de la réalité dans le sourire, nous trouvons également une bonne utilisation pour de nombreux dispositifs d'artistes, et en particulier la règle de l'intensité de la couleur utilisée dans la création de la perspective. Par exemple, ce que nous ressentons comme une vilaine suraccentuation de la texture de la couleur dans les dents artificielles, lorsque nous les voyons en main, n'apparaît pas comme tel dans la bouche. La licence artistique de suraccentuation de la forme, de la couleur et de la position des dents n'est donc pas une reproduction ou une copie de la nature.

Performance des dents individuelles dans l'interprétation de la personnalité :

En dentogénie, le concept des six dents antérieures en tant que groupe n'est pas utilisé. Au lieu de cela, chaque dent est traitée comme un individu dans sa forme et sa position afin de produire des effets de personnalité indépendants dans la bouche du patient.

<u>Incisives centrales</u> : Tout comme les différents acteurs sur la scène ont leur rôle à jouer, ceux qui sont au centre et à l'avant de la scène jouent le rôle principal. Ainsi, la sur-accentuation des incisives centrales contribue à la force et à l'action méritées du sourire.

<u>Les incisives latérales</u> : Elles sont les acteurs secondaires sur la scène et transmettent la dureté ou la douceur, l'agressivité ou la soumission, la tendance vigoureuse ou la tendance délicate.

<u>Cuspides</u> : Doivent dominer les incisives latérales en termes de forme de couleur et de position, et leur traitement confère au sourire soit un accent moderne fort et agréable, soit un accent primitif laid.

Bicuspides - comme l'arcade dentaire est visible d'une molaire à l'autre dans un sourire expressif, les bicuspides ont une importance esthétique. Elles doivent être réalisées individuellement par des variations de leur grand axe, et par des variations de leur couleur.

Il est extrêmement efficace de varier les teintes des dents bicuspides et molaires, parfois assez sévèrement.

Importance du facteur personnalité :

1) La personnalité est une approche pratique et inspirante de la sélection du moule primaire. Elle ouvre la voie à d'autres raffinements liés au sexe et à l'âge, qui sont nécessaires à la restauration dentogène.

2) La prise en compte du facteur personnalité permet une approche réaliste du problème posé par la nécessité d'utiliser des substances artificielles pour créer une illusion ou une réalité dans le sourire.

3) Il a été démontré que le facteur personnalité peut être utilisé spécifiquement pour la prédétermination des résultats esthétiques et peut contribuer à éliminer la procédure coûteuse et insatisfaisante d'"'essais et erreurs" pour obtenir des résultats esthétiques acceptables.

LE FACTEUR ÂGE EN DENTOGÉNIE :

George Payne James a écrit dans son livre **RICHELIEU,** "L'âge est le plus terrible des malheurs qui puissent arriver à un homme ; d'autres maux se réparent, celui-ci s'aggrave chaque jour".

Chez chaque individu, des changements liés à l'âge se produisent dans tout le corps, et les dents ne font pas exception. Arranger les dents en désaccord avec ces changements est de mauvais goût, et le résultat final ne sera pas naturel.

Il y a de la beauté dans l'âge avancé comme dans la jeunesse. À la lumière de nos recherches esthétiques, nous pensons que cette affirmation peut être précisée comme suit : "Non seulement il y a de la beauté dans la vieillesse comme dans la jeunesse, mais il y a aussi une qualité supplémentaire de dignité". La dignité ne peut être atteinte que par les expériences fournies par le temps lui-même. Le maintien de cette illusoire qualité de dignité doit être la responsabilité du prosthodontiste.

Le processus de vieillissement que nous observons dans la peau de la mère est également apparent dans les dents. Il est évident que les dents vieillies de la mère ne seraient pas acceptables dans la bouche de la jeune fille.

Gestion du facteur âge :

La jeunesse montre la formation de mamelon sur les bords incisifs des incisives permanentes[7] . Comme la fleur fraîche et fraîche exprime poétiquement la jeunesse sur la peau, la jeune dent transmet le même éclat de la naissance récente, par le bord incisif bleuâtre non tressé et la profondeur non usée de l'émail incisif.

Au fur et à mesure que la vie avance, la qualité adolescente du tissu disparaît et, simultanément, la partie coronale de la dent est visible et les dents sont arrivées à leur position d'éruption terminale.

Avec l'avancée en âge, on peut voir sur le visage, la grisaille ou la blancheur remplacer la couleur juvénile des cheveux. Le grain de peau n'est plus aussi tendu et lisse ; le temps et les vicissitudes de la vie ont fait leur œuvre. Finalement, le pas devient un peu chancelant, les épaules un peu arrêtées et la ligne d'âge chronologique approche de la borne.

Pour simplifier, on peut considérer l'âge comme deux lignes parallèles (Fig. 5), d'abord la ligne chronologique ou ligne de vie, qui commence à la naissance et s'étend jusqu'à cent ans, puis la ligne de l'état de la bouche, d'égale longueur, sur laquelle se trouvent des points désignant des périodes de dix ans. Si l'on considère ensuite la fréquence à laquelle nous sommes appelés à construire des prothèses complètes pour des individus d'une trentaine d'années et parfois plus jeunes.

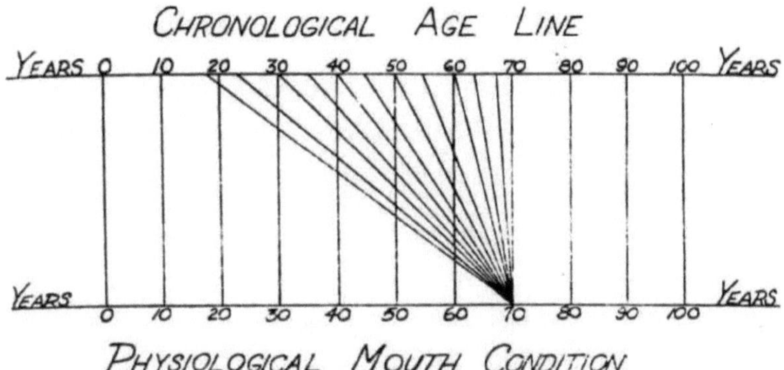

Fig. 5 : *Comparaison de l'âge chronologique et de l'âge physiologique de l'apatient.*

Selon M. Young, "il est moins facile pour les dentistes d'accepter le fait que les patients porteurs de prothèses dentaires désirent une marque d'esthétique de prothèse dentaire correspondant étroitement aux valeurs esthétiques idéales de la troisième décennie de la vie".

L'âge dans la dent artificielle :

Comme le corps de la femme perd ses courbes, les dents perdent leurs courbes. Les dents de l'homme deviennent plus carrées pour s'adapter au poids et à la taille du corps.

La dignité de l'âge avancé doit être représentée de manière appropriée dans la prothèse par un choix minutieux de la couleur des dents et par le raffinement du moule, ainsi que par l'intervention d'une caractérisation adaptée à la personnalité et au sexe du patient.

<u>Choix des couleurs</u> : Des teintes claires pour les jeunes et des teintes plus foncées pour les plus âgés.

<u>Affinement des mamelons</u> : Les mamelons sont présents au niveau du bord incisif des incisives centrales et latérales. La cuspide présente une extrémité pointue, d'aspect très tranchant. Le mamelon est rapidement éliminé par abrasion, et la dent prend la forme d'un adulte jeune, comme en témoigne le bord incisif en émail d'une profondeur visible et d'une teinte bleutée. Plus tard, l'extrémité pointue de la cuspide s'use pour prendre une forme plus

mature. Les dents s'usent avec l'âge. Les incisives centrales et latérales s'usent en ligne droite et les cuspides en courbe. Il en résulte un aplatissement de l'arcade (Fig. 6 et Fig. 7).

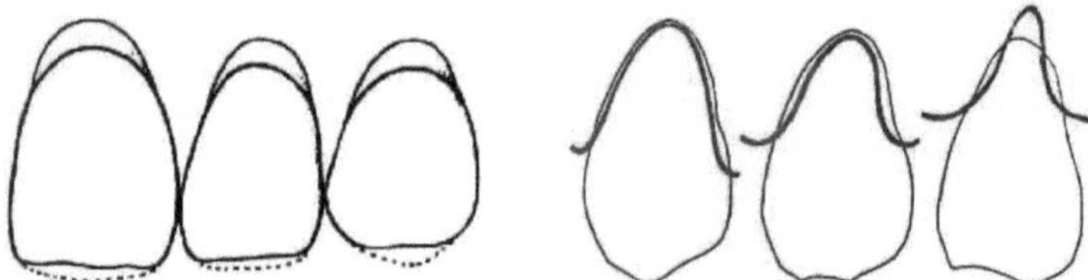

*Fig. 6 : La ligne en pointillé montre l'aspect original de la pointe cuspidée **Fig.7** : Le changement de la pointe cuspidée avec l'âge.apparence des bords incisifs de la   jeunesse à gauche   ; au centre, l'âge moyen ;*

à droite, dents artificielles ; la ligne continue indique un   âge avancé   . l'usure incisive à intégrer pour un patient particulier.

Érosion observée sur le tiers gingival et le collet des dents. Cette érosion est conférée à la dent artificielle, par un meulage et un polissage soigneux et efficaces, et donne l'illusion de la vigueur et de l'âge avancé. Le meulage et le repolissage des surfaces meulées permettent d'obtenir ce résultat. Des effets d'ombrage variables seront produits, car la surface meulée réfléchira la lumière sous un angle différent de celui de la partie non meulée de la dent.

Diastème : Il est observé très fréquemment chez les jeunes. Il est encore plus souvent présent dans la bouche de l'adulte à l'âge avancé, en raison de la dérive des dents résultant de la perte prématurée des dents permanentes. Dans le passé, le diastème était rarement utilisé dans les prothèses entre les centrales maxillaires. Aujourd'hui, le dentiste est son propre artiste, et il tient compte du facteur âge. En arrangeant une composition dentaire, le diastème met entre ses mains une splendide opportunité de créer avec succès l'illusion de la réalité.

D'autres facteurs permettant d'interpréter l'âge peuvent être renforcés par la prise en compte de la perte probable de dents et de la migration et de la dérive qui en résultent, comme on peut le voir avec les dents naturelles d'une personne du même âge.

Les dents antérieures maxillaires peuvent être disposées de manière extrudée par les cas de malocclusion et les cuspides, avec les pointes extrudées labialement dans le couloir buccal, créant de larges espaces ou diastèmes entre les dents, rendant la disposition des dents grotesque et laide. L'usure des dents naturelles aux points de contact crée des espaces entre les dents. La migration des dents crée également des espaces.

Une étude attentive des dents naturelles dans la bouche permet d'éviter la répétition mécanique de l'axe long des dents dans la nature. Elles ne semblent pas rayonner à partir d'un centre commun, et il suffit de la plus petite rotation d'une dent pour obtenir ce que l'on observe sur les dents artificielles.

Les dents naturelles des personnes âgées présentent des zones qui supportent des restaurations. Ces restaurations peuvent être dupliquées.

Le concept dentogène n'a pas pour but de reproduire les résultats indésirables de l'âge ou de souligner l'erreur de la nature, mais il cherche à éviter d'affliger l'individu du problème encore plus grave d'une apparence dentaire en désaccord avec la personnalité physique.

L'âge dans la matrice :

Les changements parodontaux qui peuvent se produire avec l'âge sont l'inflammation gingivale, l'œdème avec perte de pointillés, la récession due à la perte d'attache. Ces changements peuvent être reproduits dans les prothèses complètes et contribueront à améliorer l'esthétique, surtout si les tissus et les brides gingivales sont visibles en parlant ou en souriant largement.

La matrice de la dent artificielle doit être significative et non répétitive ou inartistique. Notre tentative dans les restaurations dentogènes est d'obtenir l'apparence de la jeunesse, de l'âge moyen ou de la vieillesse, dans la base de la prothèse, selon l'âge du patient, et selon l'âge des autres tissus du corps.

Une attention particulière doit être accordée non seulement à la couleur mais aussi à la forme, la longueur et la largeur de la papille interdentaire pour interpréter l'âge.

Aujourd'hui, grâce à des matériaux très réalistes, nous pouvons même représenter les papilles interdentaires d'une manière si réaliste qu'elle contribue grandement à l'illusion de la réalité.

Dans la jeunesse, les papilles interdentaires sont librement marbrées et pointues, serrées contre la dent (Fig. 8). Selon Massler, avec l'âge, "les gencives attachées perdent leur aspect pointillé et apparaissent œdémateuses et lisses, la muqueuse buccale est sèche, inélastique et souvent ridée". L'avancée en âge peut être indiquée de manière appropriée en raccourcissant les papilles et en relevant la ligne gingivale, en choisissant une dent longue, en modelant la cire et en positionnant la dent correctement pour suggérer une récession.

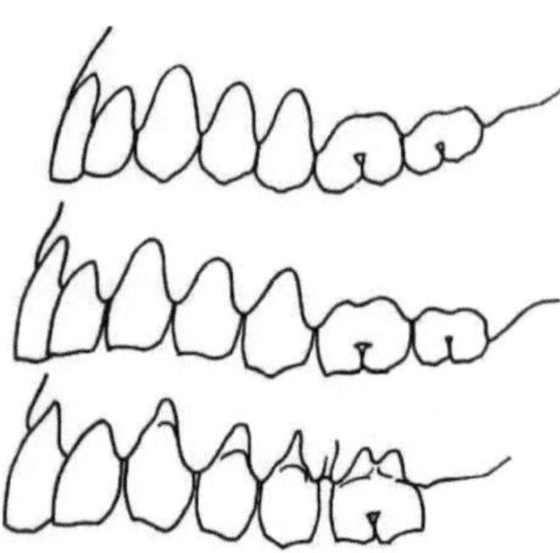

Fig. 8 : *Les papilles interdentaires en haut, chez les jeunes ; au centre, chez les personnes d'âge moyen ; en bas, chez les personnes âgées.*
âge avancé.

CHAPITRE 5

DENTOGENIQUE : SON APPLICATION PRATIQUE

Il comporte trois phases éducatives [1]

I.   L'éducation du dentiste : Le dentiste ne peut accomplir un exploit s'il ne comprend pas plus que l'étudiant. On peut attendre d'un artiste qu'il réalise un portrait comparable à celui exécuté par un maître pointeur.

II.   La formation de technicien de laboratoire dentaire constitue une aide précieuse pour de nombreux dentistes.

III.   L'éducation du patient : Sans une compréhension de l'atout esthétique pour lui-même, on ne peut s'attendre à ce que le patient désire ou même accepte de se soumettre aux innovations de la dentogénie.

I -La formation du dentiste :

Le dentiste qui désire exceller dans son travail de prosthodontiste doit s'efforcer de devenir extrêmement familier avec les détails de la dentition naturelle, particulièrement du point de vue esthétique. Il doit se familiariser avec les principes dentogènes, afin de pouvoir les appliquer au bénéfice du patient chaque fois que cela est possible.

Il existe un certain nombre d'appareils photo spécialement équipés pour ce type de travail. Si possible, les photos doivent être en couleur naturelle, elles doivent inclure des gros plans de la bouche avec les anciennes prothèses en place ou avec les dents présentes. Ce sont de précieux documents de pré-extraction. En prenant deux photos des dents en gros plan et en en conservant une pour les archives du cabinet, on peut constituer une bibliothèque de référence des plus précieuses. Le dentiste peut étudier le dessin à main levée avec un artiste local.

La matrice ou base de la prothèse est une caractéristique extrêmement importante de la prothèse. Il est utile de se référer à nouveau à la collection de photos de magazines montrant des personnes souriantes, afin de répondre à une objection éventuelle du patient concernant la présentation des papilles interdentaires ou de la matrice gingivale.

II -La formation du technicien de laboratoire :

Une communication précise entre le dentiste et le technicien de laboratoire est essentielle en prothèse dentaire complète. Sans l'aide du dentiste, le technicien de laboratoire ne peut pas produire une restauration dentogène, car il n'est pas en contact direct avec le patient, et il n'est pas non plus formé professionnellement pour relever le défi posé par la complexité de la prise en charge du patient.

Arming Landeck, un artiste contemporain, dit : "Je peux peindre de mémoire un œuf moyen plus ou moins parfait, et parfois jouir de l'illusion que j'ai inventée, mais je ne me soucierais pas de peindre un œuf ridé sans modèle". Ainsi, préparer la composition d'une prothèse dentaire sans voir et étudier le patient, pourrait et a souvent pour résultat non seulement l'incongruité mais la déformation de la personnalité du patient et la destruction de son moral.

Toutefois, lorsqu'il est qualifié, le technicien de laboratoire dentaire peut, au moyen d'un formulaire de prescription spécifique, appliquer les procédures dynesthésiques, qui constituent une partie essentielle de ses techniques. Le patient n'étant connu du technicien que par l'intermédiaire du dentiste, le succès final de la composition de la prothèse est entre les mains du dentiste. Les rebords occlusaux en cire constituent le pont entre le technicien de laboratoire et le dentiste. La base de contrôle esthétique (ECB) avec ses deux incisives centrales et l'enregistrement de la relation peuvent être envoyés au laboratoire pour que le technicien établisse le plan horizontal d'occlusion après avoir maintenu les moulages dans un articulateur.

III - L'éducation du patient :

Alexandre Pope, dans son célèbre livre ***An Essay on Man*** nous donne cette citation "Cette éducation forme l'esprit commun ; de même que la brindille est pliée, l'arbre est incliné". Tout d'abord, nous devons familiariser nos patients avec la nature. Le dentiste peut utiliser un cahier à feuillets mobiles avec des insertions en plastique sous lesquelles il peut placer des photos découpées dans des magazines actuels de personnes connues qui ont d'excellentes dents naturelles. Les photos doivent montrer les dents naturelles dans la bouche lors d'un discours sérieux et d'un sourire expressif. Les photos doivent être choisies pour illustrer la phase dynesthésique du concept dentogène, comme le long axe variable des dents antérieures, les positions actives ou passives des incisives centrales, le placement doux et dur des incisives latérales, et les canines dans les inclinaisons souhaitables et moins agréables, finalement le manuel d'éducation du patient devient une aide indispensable. Ce livre aidera à rétablir la conception naturelle dans l'esprit du patient et à aiguiser sa reconnaissance de l'artificiel.

Il a été dit que les gens remarquent le changement avant de remarquer une quelconque amélioration. Le dentiste doit être parfaitement familiarisé avec tous les facteurs dentogènes et dynesthésiques afin de s'assurer que le plus haut degré de beauté, de charme, de dignité et de caractère a été incarné dans la composition qu'il a créée.

Une fois que toutes les dents antérieures sont disposées, vérifiez la prothèse d'essai dans la bouche du patient ; il n'est pas conseillé d'autoriser le patient à regarder à ce stade. L'absence de dents dans la partie postérieure modifie la perception du patient, tout comme la visualisation des dents sur une carte dentaire est difficile à apprécier pour un patient.

CHAPITRE 6

L'INTERPRÉTATION DYNASTHÉSIQUE DE LA CONCEPT DENTOGÈNE

La thérapie dentogénique de l'esthétique est un concept esthétique de base pour toutes les phases de la dentisterie où l'apparence est un facteur. C'est en tenant compte de ces " constantes " du patient (SPA) que le dentiste a appris à appliquer ses connaissances avec le plus d'efficacité[8] . Construire efficacement une restauration dentogène est une question d'apprentissage et d'interprétation correcte du sexe, de la personnalité et de l'âge du patient dans la prothèse. Cela se fait par un examen détaillé des trois parties également importantes de la prothèse, la dent, la position et la matrice.

Les qualités de féminité, de masculinité, de personnalité et les différents âges physicologiques seront révélés dans le sourire en fonction de la façon dont nous faisons l'interprétation des actes. Si le dentiste et le technicien traitent correctement la dent, sa position et sa matrice, alors l'âge du patient est digne dans le sourire.

Développement clinique :

Il est impossible de prévoir le succès maximal de la construction d'une prothèse pour tous les patients sur le plan esthétique, mais nous avons réduit l'écart entre les méthodes "d'essai et d'erreur" et avons prédéterminé le succès, par l'interprétation du sexe, de la personnalité et de l'âge du patient dans la prothèse avec le développement des techniques dynesthésiques.

Théorie dynastique :

C'est le facteur secondaire d'une restauration dentogène. Dynesthetics est un mot composé. Le préfixe "dyn" est la forme combinée du mot grec "dynamics", qui signifie puissance. Par l'inclusion de la philosophie dynesthésique, nous expérimentons une orientation dans l'identification de l'apparence.

Le mot dynesthétique est utilisé avec le sens de dynamique appliqué aux beaux-arts.

Dans cette application, il signifie produire l'effet de mouvement ou de progression. Cette valeur dynamique a été décrite comme marquant la différence entre un artefact (tout objet sans effet de vie fabriqué par l'homme, comme une cuillère) et une œuvre d'art (objets visuels qui ont un sens vivant, comme une statue). Dans la beauté dynamique, la beauté est présente et reconnue dans le mouvement, c'est-à-dire le fonctionnement d'une machine complexe, le vol des avions ou des oiseaux, la course des chevaux, les girations des acrobates et le tempo de la musique.

La procédure dentogène est l'application par les dentistes de leurs règles dans la séquence de planification esthétique et est appliquée selon des considérations de sexe, de personnalité et d'âge.

Les techniques dynesthésiques ne doivent pas être confondues avec la procédure dentogène. Les techniques dynesthésiques sont des règles qui concernent les trois divisions importantes de la fabrication d'une prothèse : 1) la dent, 2) la position et 3) sa matrice (base visible de la prothèse).

Sélection physiologique de l'ombre :

Les teintes des dents artificielles doivent être classées en fonction des changements de couleur physiologiques observés sur des dents naturelles non détériorées et vieillissant progressivement. Par exemple, lorsqu'une incisive centrale permanente fait éruption, le mamelon est intact sur le bord incisif et les qualités fraîches et non marquées des dents sont essentiellement scellées par un capuchon d'émail intact. Les dents jeunes ont donc un bord incisif bleu en raison de la réfraction étroite à travers les deux couches d'émail. Le corps d'une dent jeune est généralement d'une couleur solide et opaque avec très peu ou pas de texture de couleur.

Si l'on doit créer l'illusion d'une dentition naturelle, par exemple pour une personne jeune, on choisira des dents artificielles avec un bord incisif bleu et un corps jaunâtre.

Vers l'âge de 30 ans, le mamelon incisif est usé, et la jonction dento-émail est exposée aux fluides de la bouche. Le goudron du tabac, les pigments alimentaires et la décoloration bactérienne modifient les qualités intactes des dents naturelles.

Pour les personnes âgées, il convient de choisir une teinte de dent artificielle qui représente le processus de vieillissement, mais cela ne signifie pas nécessairement des dents plus foncées pour les personnes âgées.

Une personne qui ne fume pas et qui consomme des aliments légèrement pigmentés peut continuer à avoir un corps dentaire relativement clair, ainsi qu'une texture de couleur normale. Nous devons disposer de teintes pour les personnes âgées, qui sont plus claires que certaines teintes pour les personnes plus jeunes. C'est la sélection physiologique des teintes.

Des teintes inhabituelles ou spéciales sont également observées dans les dents naturelles. On les trouve naturellement dans les teintes du fumeur, les teintes jaune canari, le gris rose, le gris et le gris-brun. Les teintes spéciales sont surtout nécessaires pour les prothèses partielles fixes et amovibles et les couronnes jacket en porcelaine afin de s'adapter aux couleurs naturelles des dents (Fig 9).

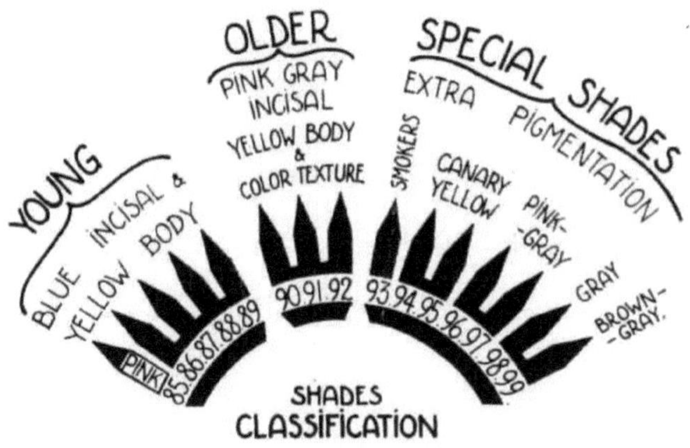

Fig.9 : *Sélection de la teinte physiologique.*

Le nuancier du Webster's Dictionary est facile à analyser et à comprendre. L'axe du double cône est appelé brillance et la brillance est une mesure du gris du blanc au noir (Fig 10).

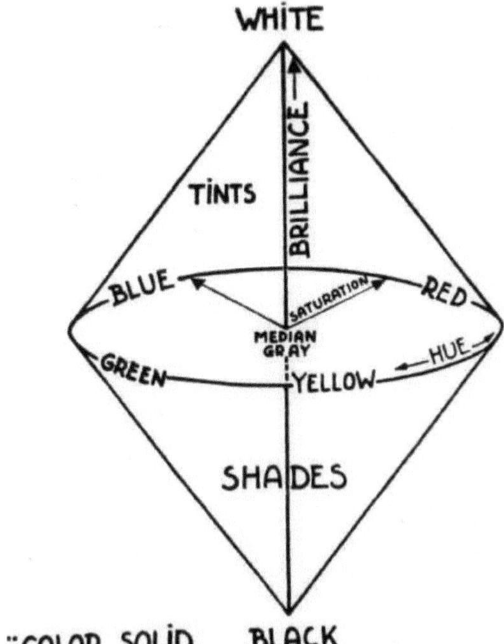

Fig.10 : *Un diagramme de couleur solide.*

CHAPITRE 7

CONSIDÉRATIONS SUR LA DYNESTHÉSIE

Moisissure

Le spectre de la personnalité comme mesure de la personnalité physique (objective)
reste le meilleur guide pour le choix du moule (Fig. 11).

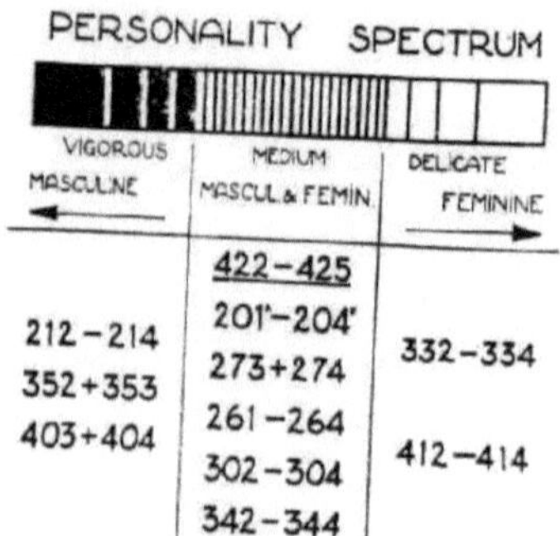

Fig.ll : *Le spectre de la personnalité.*

Ce tableau montre une adaptation efficace des moules sélectionnés au spectre de la
personnalité pour d'excellents résultats selon notre expérience.

Sélection du moule de personnalité (Fig. 12 et Fig. 13).

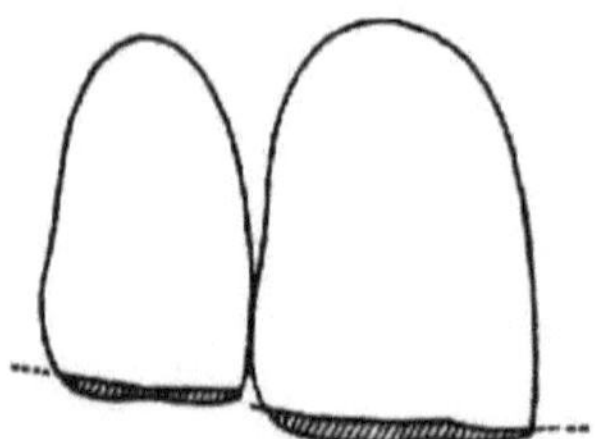

Fig.12 : Un moule de personnalité moyennement plaisant est *rendu plus masculin en
quadrillant les bords incisifs.*

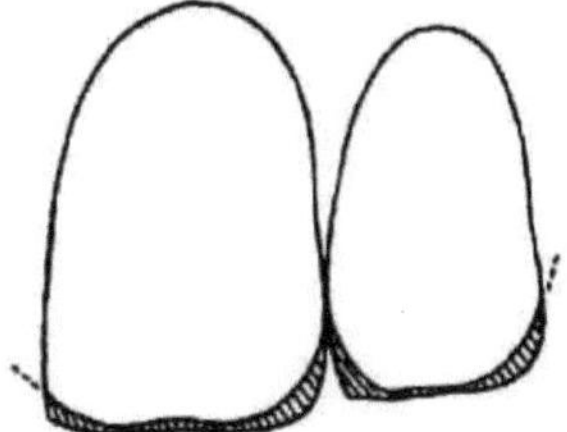

Fig.13 : *Une personnalité moyenne est modifiée pour paraître plus féminine.*

Le raffinement du moule sélectionné est contrôlé par la manipulation des papilles interdentaires, tant dans la cire que dans la base de prothèse en plastique finie. Un autre raffinement est accompli par l'incorporation du facteur sexe, en courbant les bords incisifs des incisives centrales et latérales pour les femmes, et en quadrillant les bords incisifs pour les hommes. Le dernier raffinement du moule sélectionné est l'incorporation du facteur âge par l'abrasion (Fig 14), l'érosion (Fig 15), le meulage en profondeur (Fig 16) et le diastème simultanés des incisives centrales et latérales cuspides et bicuspides.

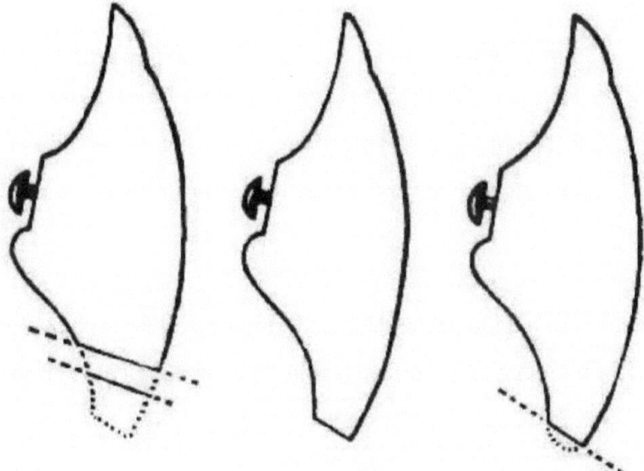

Fig. 14 : *A gauche, l'abrasion progressive de la dent artificielle au fur et à mesure de l'âge du patient. Au milieu, la coupe réalisée pour l'abrasion normale afin de supprimer l'aspect artificiel du bord incisif.*

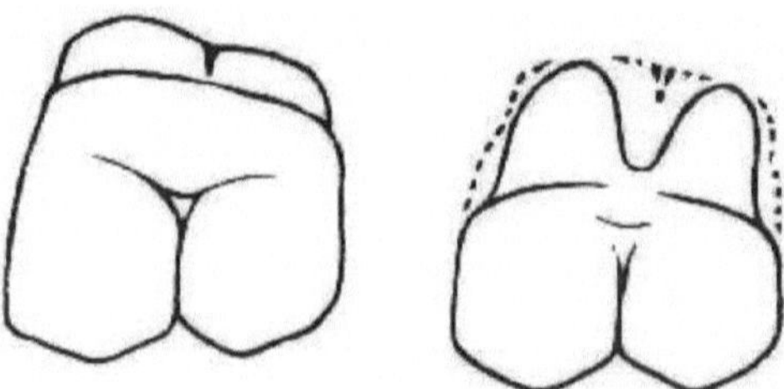

Fig.15 : A gauche : Une dent postérieure diatorique à modifier pour simuler l'érosion. À droite, le

meulage et le polissage ultérieurs donnent l'illusion d'une érosion naturelle, qui peut

être obtenue de la même manière avec les dents antérieures, à des degrés moindres.

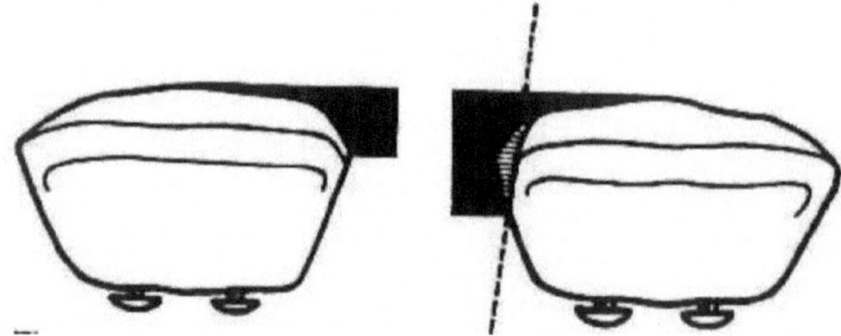

Fig.16 : A gauche, la perception de la profondeur est limitée dans la dent artificielle car le point de contact est trop proche de la surface labiale. A droite, la perception en profondeur a été augmentée par le meulage en profondeur.

Fig. 16-La perception de la profondeur est limitée dans une dent artificielle. Le point de contact est donc trop proche de la surface labiale. Il a été augmenté par un meulage en profondeur.

Soutien des lèvres

C'est la position antéro-postérieure corporelle des dents, qui soutient adéquatement la lèvre supérieure de façon naturelle et agréable[8] . Le placement des dents antérieures supérieures pour un soutien adéquat de la lèvre est une procédure indépendante. Il peut être modifié pour s'adapter, mais il n'est pas contrôlé (Fig. 17). Un soutien agréable des lèvres est obtenu par les dents antérieures et leur matrice. La charge du support labial est principalement portée par les incisives centrales.

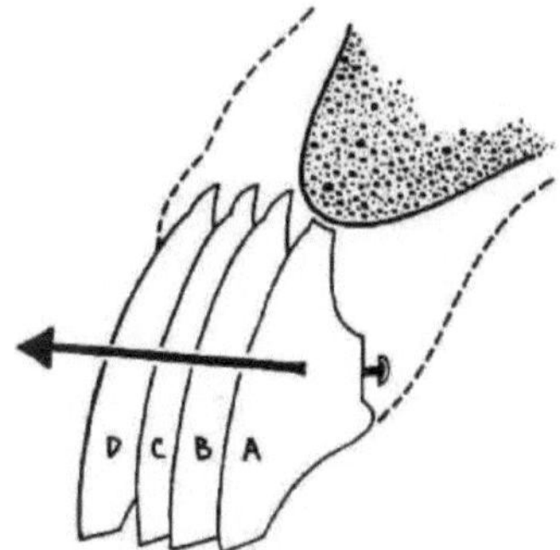

Fig.17 : Support agréable pour les lèvres. La position A correspond à une stabilité mécanique maximale ;

Les positions B, C et D représentent le positionnement dynesthésique progressif des incisives centrales pour un soutien agréable des lèvres.

Ligne médiane

Les repères anatomiques utilisés pour déterminer la ligne médiane pour les prothèses maxillaires sont : la papille nasopalatine, la suture médio-palatine et le frein labial, pour la ligne médiane faciale sont le Nasion et la base du philtrum[9] .

Il est difficile de voir une véritable ligne médiane dans une dentition. Elle est généralement plus excentrique qu'on ne le remarque (Fig. 18). Par conséquent, une ligne médiane excentrique dans une prothèse, si elle n'est pas trop exagérée, est acceptable et peut donner l'illusion d'une dentition naturelle. La ligne médiane acceptable est toujours une ligne droite (verticale). Une erreur de composition (slant) résulte lorsque l'axe médian des incisives centrales n'est pas vertical. Dans la mesure du possible, la ligne médiane entre les incisives centrales maxillaires doit coïncider avec la ligne médiane du visage[10] .

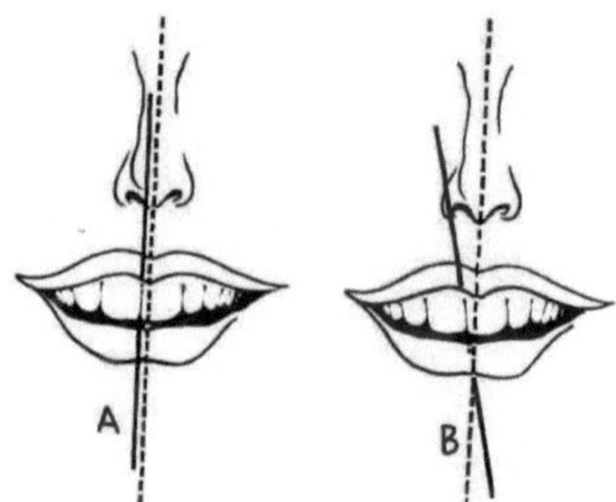

__Fig18 :__ Une ligne médiane acceptable (ligne pleine). B, Une erreur de composition, qui résulte

lorsque l'axe médian des incisives centrales (ligne pleine) n'est pas vertical.

Labioversion

Elle est nécessaire car l'effet le plus agréable est obtenu lorsque l'axe long des incisives centrales est soit vertical, soit avec une légère indentation labiale.

Ligne de parole

La longueur incisive ou la composition verticale des dents antérieures est-elle[8] . Lorsque le patient parle sérieusement, on doit voir la pointe de l'incisive latérale (Fig. 19). Un guide de composition verticale utilisant les bords incisifs des incisives centrales dans leur relation avec la ligne des lèvres, comme mesure est le suivant :

a) Jeune femme - 3mm sous la ligne des lèvres au repos

b) Jeune homme - 2 mm sous la ligne des lèvres au repos

c) Âge moyen - 1 ^ mm, sous la ligne des lèvres au repos

d) Vieillesse, sénilité - 0 mm sous la ligne des lèvres au repos à 2 mm au-dessus de la ligne des lèvres au repos.

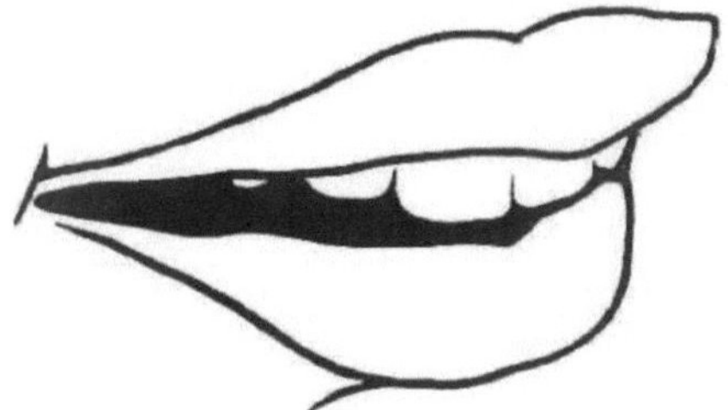

Fig.19 : La ligne de parole.

Ligne souriante

Un sourire agréable peut produire une aura qui met en valeur la beauté du visage, car elle se rapporte aux qualités et aux vertus de la personnalité humaine. La ligne de sourire est une courbe dont le tracé suit les bords incisifs des incisives centrales vers le haut et vers l'arrière jusqu'aux bords incisifs des incisives latérales et donc jusqu'aux pointes des canines[8] .

La ligne du sourire est déterminée par l'âge du patient et elle diminue à mesure que le patient vieillit. La courbure de la ligne incisale est plus prononcée chez les femmes que chez les hommes (Fig. 20). Une ligne incisale inversée ou une posture anormale de la lèvre inférieure affecte profondément le degré d'attractivité du sourire.

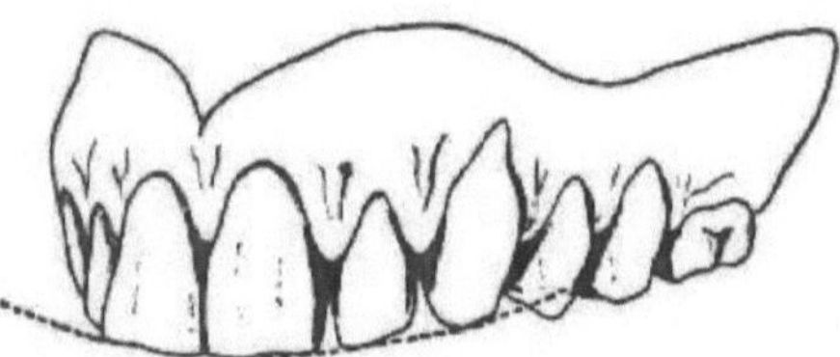

Fig.20 : Une courbe suggère la douceur. Le meulage de la ligne incisale pour créer cette courbe exprime la féminité.

La courbe pointue de cette ligne de sourire est jeune. La courbe large de cette ligne de sourire indique une composition dentaire plus ancienne (Fig. 21 a&b).

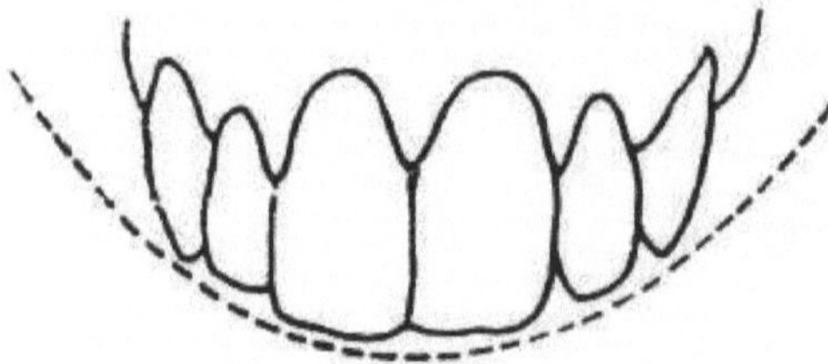

Fig.21a : Ligne de sourire. A- La courbe aiguë est jeune

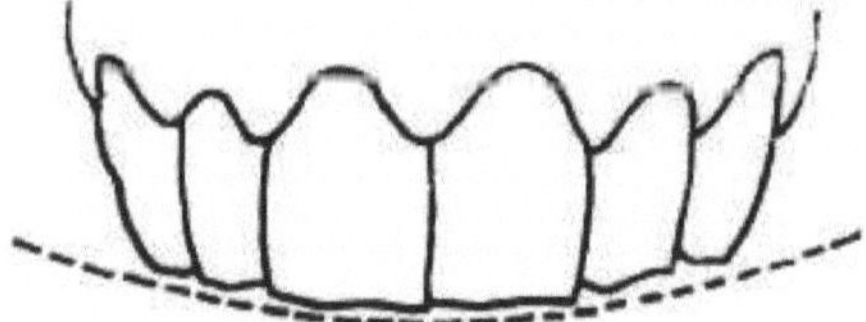

Fig.21b : Une courbe plus large indique une composition dentaire plus ancienne.

Distance interincisif :

Le bord incisif à "o" indique une légère distance interincisale représentée par une composition dentaire plus ancienne. Le bord incisif en "m" indique une distance interincisif d'âge moyen. Le bord incisif "y" indique une distance inter-incisif de jeunesse.

Symétrie du sourire :

Il s'agit d'un placement identique des coins de la bouche dans le plan vertical du visage, ce qui est plus agréable en apparence. L'asymétrie du sourire implique une différence dans le placement des coins de la bouche dans le plan vertical du visage.

Affinements des dents maxillaires

Stein : Dans son trésor sur le sujet, il dit "les dents antérieures supérieures sont comme des empreintes digitales ; il n'y en a pas deux pareilles. Elles varient d'un individu à l'autre. Cette variabilité se manifeste par la taille, la couleur, la forme, le contour et les marques de surface.

La sélection et la mise en place des dents artificielles ne paraîtront pas naturelles si elles ne sont pas placées avec les inclinaisons et les rotations typiques que l'œil a été habitué à voir.

Voici quelques-unes des légères irrégularités des dents antérieures maxillaires qui peuvent paraître naturelles lorsqu'elles sont reproduites : -

1) Chevauchement des surfaces mésiales des incisives latérales maxillaires légèrement sur les incisives centrales.

2) Les incisives latérales maxillaires sont déprimées lingualement de sorte que la surface distale de l'incisive centrale et la surface mésiale de la canine sont labiales par rapport aux surfaces mésiale et distale de l'incisive latérale maxillaire.

3) Rotation du coin incisif mésial de l'incisive latérale maxillaire en position palatine par rapport à la surface distale de l'incisive centrale, la surface distale de l'incisive latérale affleurant la surface mésiale de la canine.

4) Placer le bord incisif de l'incisive latérale beaucoup plus haut que le bord incisif de l'incisive centrale et de la canine.

L'incisive centrale exprime les caractéristiques de l'âge (Fig. 22)

L'incisive latérale exprime les caractéristiques sexuelles La canine exprime la personnalité

Bicuspide - esthétique

Première molaire - fonction de mastication

Deuxième molaire - fonction d'équilibre occlusal

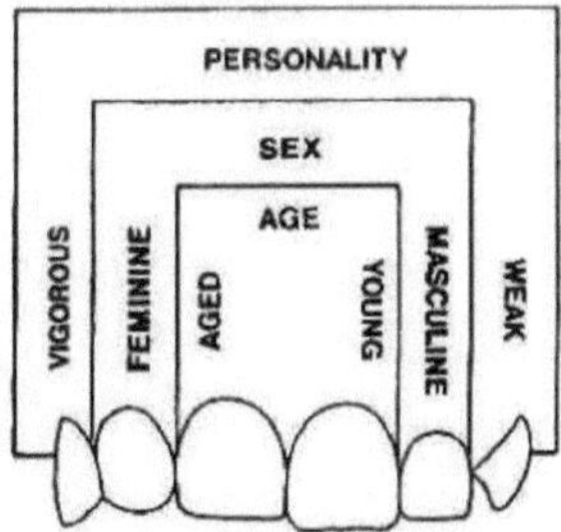

Fig.22 : Concepts SAP : sexe, âge et personnalité.

Position de l'incisive centrale[6] :

Lors de la disposition des dents antérieures maxillaires, le positionnement de l'incisive centrale est primordial. Elles sont non seulement les acteurs dominants sur la scène de l'expression, mais aussi cruciales pour déterminer

a) La ligne médiane

b) La ligne de parole

c) Le support des lèvres

d) Labioversion

e) Composition de la ligne de sourire

Elles sont la base de la sélection des moules de la personnalité. Ce sont les premières dents que l'on voit dans le sourire. Leur forme est contrôlée par la personnalité physique du patient et, leur position détermine la force et l'action de la composition dentogène.

La relation des incisives centrales entre elles est importante. Une incisive centrale est toujours placée corporellement devant ou derrière l'autre (Fig. 23). À partir de ce point, divers degrés de rotation, d'inclinaison labiale et de divergence axiale produiront des effets de force, d'activité et de vigueur supplémentaires pour l'ensemble de la composition dentaire.

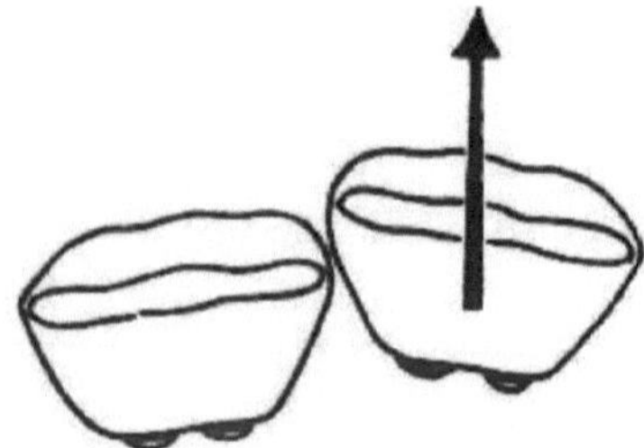

Fig.23 : Une incisive centrale est presque toujours placée en avant ou en arrière de l'autre incisive centrale.

Les irrégularités des incisives centrales peuvent être développées par:-

i. Chevauchement de l'angle incisif labial d'une incisive centrale sur l'incisive centrale adjacente ;

ii. Placement d'une incisive centrale légèrement linguale par rapport aux autres incisives centrales, sans rotation, et

iii. Positionnement d'une incisive centrale légèrement labiale et légèrement plus longue que l'autre incisive centrale.

La taille des incisives centrales doit contraster nettement avec celle des incisives latérales. L'ancrage en profondeur doit être fait aux incisives centrales. Elle doit dominer les incisives latérales dans leur position sans la courbe générale de l'arcade dentaire antérieure.

Position des incisives latérales [6]

Sa rotation permet de durcir ou de ramollir la composition dentaire, en faisant tourner la surface mésiale respectivement vers l'intérieur ou l'extérieur (Fig. 24). Les incisives latérales doivent être positionnées de manière à ce qu'au moins une partie soit visible lorsque le patient parle sérieusement (détermination de la ligne de parole).

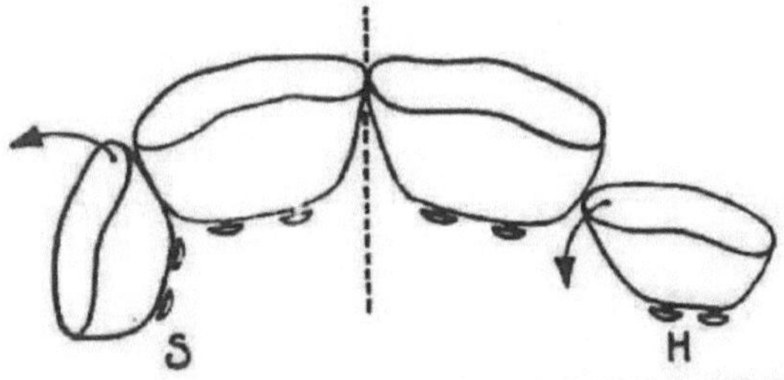

***Fig.24** : Positions douce (S) et dure (H) des incisives latérales.*

Les incisives latérales droite et gauche doivent avoir un axe long asymétrique. L'arrondi du bord incisif pour un effet féminin ou l'équerrage du bord incisif pour un effet masculin peut incorporer le sexe.

La position cuspide[5]

Il doit être soigneusement positionné de manière à dominer l'incisive latérale et à compléter la courbe ascendante souhaitée de la ligne de sourire.

La canine maxillaire peut être placée labialement dans l'arcade dentaire, ce qui donne à cette dent une proéminence considérable. La canine ne doit jamais être déprimée à son extrémité cervicale. Au contraire, sa surface labiale doit être plus ou moins parallèle au côté de la face lorsqu'elle est vue de face.

Elle doit être abrasée pour traduire l'âge physiologique du patient dans la composition dentaire (Fig. 25).

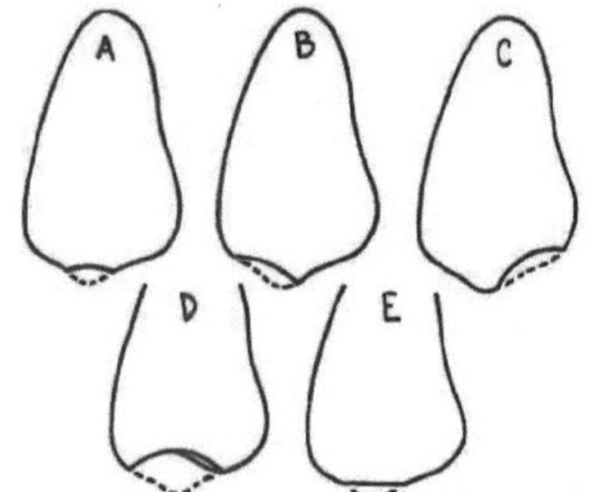

Fig.26 : Interprétation de l'âge par la cuspide.

Les trois exigences fondamentales de la position de la dent cuspide sont les suivantes,

a) La dent doit être tournée pour montrer sa surface mésiale (Fig. 26a).

b) L'extrémité cervicale (pas la pointe) doit être sortie (Fig. 26b) et

c) Observé de côté, le grand axe de la canine doit être vertical (Fig. 26c).

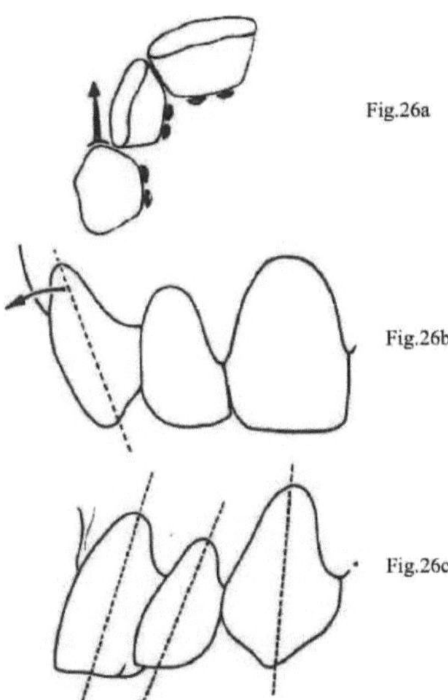

Fig.26a

Fig.26b

Fig.26c

Anterieurs mandibulaires :

La plupart du temps, une attention maximale était accordée aux six dents antérieures du maxillaire pour obtenir une ligne de sourire agréable. Une attention moindre a été accordée à la disposition des dents antérieures mandibulaires. L'irrégularité de la disposition de ces dents entraîne des bords incisifs décalés et inégaux, semblables à une ligne de ciel métropolitaine. La création d'une "ligne du ciel" mandibulaire d'apparence naturelle est en réalité aussi importante que la ligne du sourire, car un individu parle beaucoup plus qu'il ne sourit.

En cas d'occlusion linéaire, les dents antérieures mandibulaires, qui sont plus destinées à l'esthétique qu'à la fonction, peuvent être placées comme suit pour améliorer l'esthétique :

1) Meuler les bords des incisives.

2) Rotation et chevauchement des dents pour donner un aspect irrégulier.

3) Création d'une asymétrie dans les divergences des surfaces proximales des dents par rapport aux points de contact.

4) Création d'un léger diastème entre l'incisive latérale et la cuspide d'un côté.

5) Variation de la direction de l'axe long.

Une des configurations qui semble naturelle et qui diminue l'aspect artificiel, est celle dans laquelle les deux incisives centrales sont en avant et tournées mésialement, une ou les deux incisives latérales sont linguales à la courbe de l'arc et légèrement plus longues que les dents adjacentes, la surface mésiale des canines chevauche les surfaces distales des incisives latérales[11] .

Réflexion artistique :

C'est la disposition des dents qui reflète le concept du dentiste de ce qui lui semble naturel pour le patient[12] . Les dents antérieures maxillaires peuvent être positionnées comme suit pour être en harmonie avec les autres traits du visage :

1. Placez une incisive centrale et latérale parallèlement à la ligne médiane et faites pivoter les autres incisives centrales et latérales légèrement vers l'arrière.
2. Créer une asymétrie pour les cuspides maxillaires droite et gauche. Faites tourner l'un dans une direction plus postérieure que l'autre. Placez le col de l'une dans une direction plus labiale que l'autre.
3. Créez la ligne de bon sourire en plaçant correctement les dents postérieures maxillaires mésiolatéralement par rapport à la joue. Lorsque les dents sont placées trop latéralement, le couloir buccal est éliminé, ce qui donne un aspect dur, laid et denté. Cette situation doit être évitée.

Espaces

Les espaces entre les dents antérieures ou postérieures sont extrêmement efficaces pour augmenter l'apparence naturelle des dents, mais leur taille et leur position doivent être formées de manière artistique et hygiénique, sinon ils deviendront des réceptacles inesthétiques pour la nourriture, les plaques bactériennes et le tartre. L'emplacement des espaces doit être choisi avec soin de manière à maintenir un bon équilibre dans la composition globale.

Le diastème est entre les dents antérieures et les espaces sont entre les dents postérieures.

Les règles à respecter en matière d'espaces sont les suivantes : a) Tous les espaces doivent être en forme de V pour permettre l'évacuation des aliments (Fig. 27) b) Un diastème entre les incisives centrales est inesthétique et doit être évité. c) Les diastèmes doivent être placés de manière asymétrique de part et d'autre de l'arcade dentaire. Par exemple, si un diastème se produit entre l'incisive latérale et l'incisive centrale du côté droit de l'arcade, il ne doit pas être répété entre l'incisive latérale et l'incisive centrale du côté gauche de l'arcade.

d) La largeur du diastème doit être contrôlée de manière à ne pas être inesthétique à tout moment. Les diastèmes trop larges apparaissent comme des trous noirs ; à l'inverse, les diastèmes trop étroits sont difficiles à construire pour permettre l'évacuation des aliments.

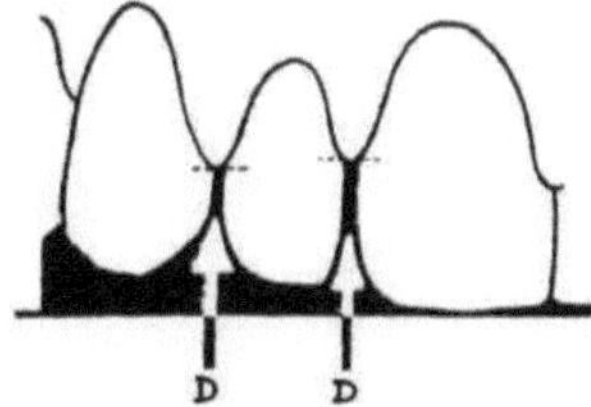

Fig.27 : Les zones en forme de V D sont la forme d'auto-nettoyage appropriée de tous les diastèmes.

Les espaces sont toujours placés entre les dents postérieures. Cela permet des déversoirs supplémentaires pour la nourriture à travers ces espaces et crée des arêtes de coupe supplémentaires à partir des crêtes marginales. Le meulage des surfaces proximales des dents postérieures permet d'aiguiser ces bords tranchants.

Embrasure

Il donne de la liberté à la composition dentaire (Fig. 28) et diffère du diastème ou des espaces en ce qu'il représente une divergence de la surface proximale des dents antérieures par rapport au point de contact. Il n'y a pas de séparation de la surface proximale puisque les zones de contact se touchent.

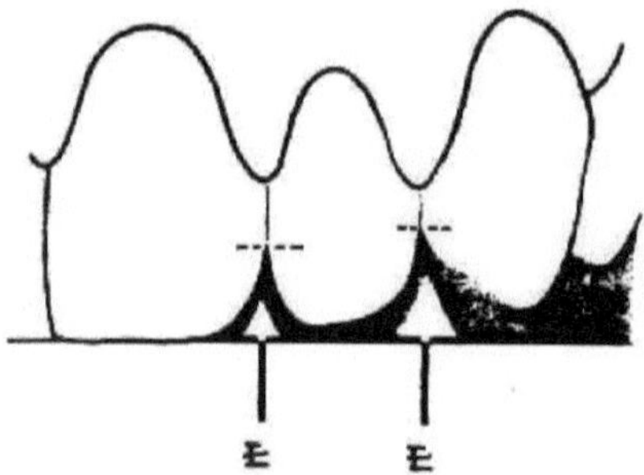

Fig.28 : Les flèches pointent vers les embrasures qui ajoutent un sentiment de liberté à l'édifice.

l'apparence de la composition dentaire.

Proportion dorée :

La proportion dorée est le rapport que l'on trouve dans la nature, c'est-à-dire dans les coquillages, les plantes (tête de tournesol et nervures d'une feuille) et la plume de paon, et qui donne l'aspect agréable[13] . La largeur de l'incisive centrale doit être en proportion dorée avec ses dents adjacentes, vues de face, afin d'obtenir cet effet agréable.

Comme la musique est l'étude de l'harmonie du son dans l'espace, la proportion est l'étude de l'harmonie des structures dans l'espace.

En 1973, Lombardi a mentionné la proportion dorée dans un article détaillé. Léonard de Vinci a illustré une dissertation sur la proportion dorée et Kepler l'a appelée la proportion divine. Plus tard, Rickets a conçu le pied à coulisse Golden Proportion.

Levin a déclaré que "la largeur de l'incisive centrale doit être en proportion dorée par rapport à la largeur de l'incisive latérale et que la largeur de l'incisive latérale par rapport à la largeur de la canine doit également être en proportion dorée, tout comme la largeur de la canine par rapport à la première prémolaire"[15] (Fig. 29).

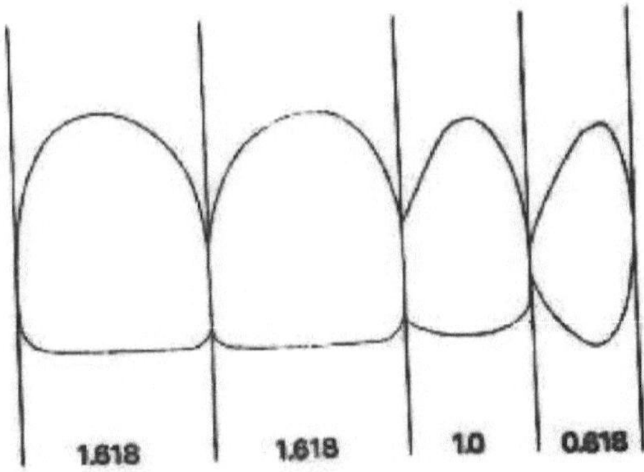

Fig.29 : La proportion d'or

La largeur de l'incisive centrale doit être multipliée par la valeur définie comme la proportion dorée, qui est de 0,618, soit environ 62 %. La largeur résultante de l'incisive latérale doit être multipliée par 62% pour donner la largeur de la canine.

Ratio répété :

Lombardi a décrit l'utilisation d'une proportion continue ou d'un rapport répété, qui a été établi entre la largeur de l'incisive centrale et de l'incisive latérale et qui se poursuit dans le rapport du placement des autres dents et des espaces[15] . Ainsi, selon ce rapport, la proportion de la largeur de l'incisive centrale et de l'incisive latérale doit être cohérente entre la largeur de l'incisive latérale et la canine et de la canine à la première prémolaire en se déplaçant vers le bas.

Proportion de dents esthétiques récurrentes (RED) :

Preston a signalé que la proportion d'or définie par Levin, qui consiste à utiliser une proportion de 62%, n'a été trouvée dans la relation entre les incisives centrales et latérales maxillaires que dans 17% des moulages des patients[14] . L'idée d'une proportion continue ou d'un rapport répété tel que défini par Lombardi ouvre la voie à l'utilisation d'une proportion continue qui ne se limite pas nécessairement à la proportion de 62 %. Elle peut être de 70 %,

80 %, etc. Cette idée implique cependant que le rapport des largeurs établies entre les incisives centrales et latérales doit alors être utilisé au fur et à mesure que l'on se déplace vers le bas. Si l'on combine les éléments des deux concepts, on obtient ce que l'on appelle la proportion dentaire esthétique récurrente. Ainsi, au lieu de devoir accepter la proportion déjà définie par la largeur des incisives centrales et latérales, le dentiste peut définir la proportion RED qu'il souhaite.

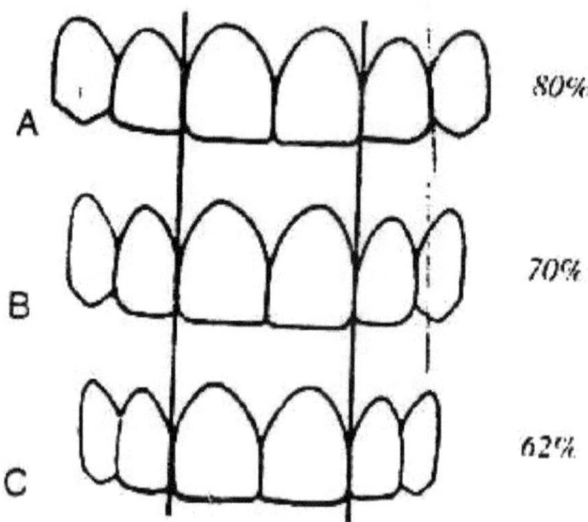

Fig.30 : Différentes proportions dentaires esthétiques récurrentes avec une incisive centrale de taille constante.

Corridor buccal et espace négatif :

Le couloir buccal peut être défini comme l'espace sombre qui apparaît entre les mâchoires pendant le rire et l'ouverture de la bouche (Fig. 31A & B). Cet espace sombre contribue à l'individualisation de la composition dentaire qui est projetée par le contraste des couleurs.

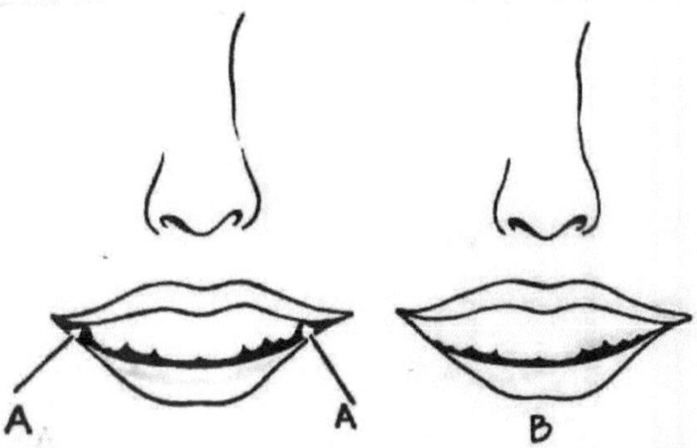

__Fig. 31 A.__ Le couloir buccal, présent dans la composition dentaire naturelle.
__B.__ "Sourire molaire à molaire" qui est caractéristique d'une prothèse dentaire.

L'espace négatif est l'espace créé entre la surface buccale des dents postérieures et le coin des lèvres lorsque le patient sourit[16] . Il commence à la cuspide, et sa taille et sa forme sont contrôlées par la position et l'inclinaison de la cuspide, même si le couloir réel existe en arrière de la cuspide. Cet espace latéral résulte de la différence existant entre la largeur de l'arcade maxillaire et la largeur du sourire ; il a été décrit comme étant en proportion dorée avec le segment antérieur du sourire.

L'utilisation du couloir buccal permet d'éviter le sourire de la soixantaine ou le sourire molaire à molaire qui est souvent caractéristique d'une prothèse dentaire. Le couloir buccal est présent dans la composition dentaire naturelle.

Ces espaces représentent non seulement un facteur clé de l'harmonie du sourire lui-même, mais aussi un facteur de la relation proportionnelle harmonieuse entre le sourire et les autres traits du visage. Son inclusion dans la dentogénie accomplit une illustration supplémentaire de la réalité.

Gradation :

Lorsque deux structures similaires sont placées à différentes distances de l'observateur, la plus proche apparaîtra comme la plus grande (Fig. 32).

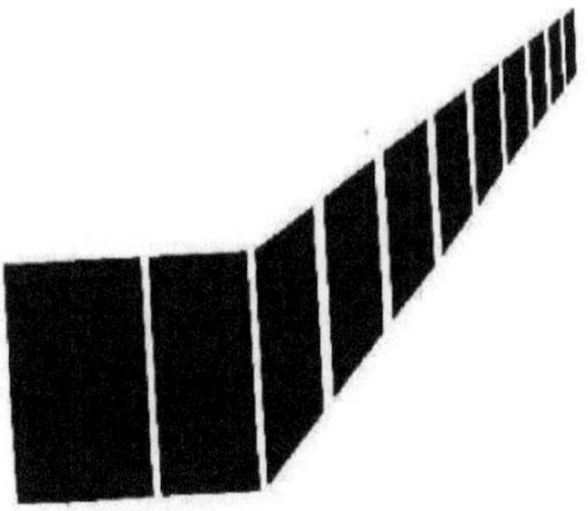

Fig.32 : Effet de gradation.

Au fur et à mesure que les dents passent en arrière, la lumière est réduite, ce qui donne une teinte progressivement plus foncée et donc un aspect plus petit. Elle estompe également les détails, ce qui augmente l'illusion de distance et donc de profondeur[17] .

Ce phénomène de progression avant-arrière est couramment utilisé en architecture pour donner une illusion de profondeur infinie et avait été maîtrisé dans les monuments grecs et les mosquées pour créer une perception de mystère et de permanence.

Le couloir buccal ou espace négatif latéral entre le contour buccal des dents postérieures et le coin de la bouche permet d'obtenir l'effet de gradation en modifiant progressivement l'éclairage des dents.

Elle nécessite la connaissance et la maîtrise du principe de gradation, qui implique la perception d'une réduction progressive de la taille des dents les plus antérieures aux plus postérieures, afin d'introduire dans le sourire des changements de sensation individuelle.

La manipulation du corridor buccal et l'effet de gradation, est un facteur important pour permettre au prothésiste de mettre en valeur la personnalité du patient.

Axe long

En examinant de près la position des dents naturelles, il faut remarquer que leur grand axe varie[8] . Il faut donc l'exagérer dans la restauration dentogène comme un dispositif artistique (Fig. 33).

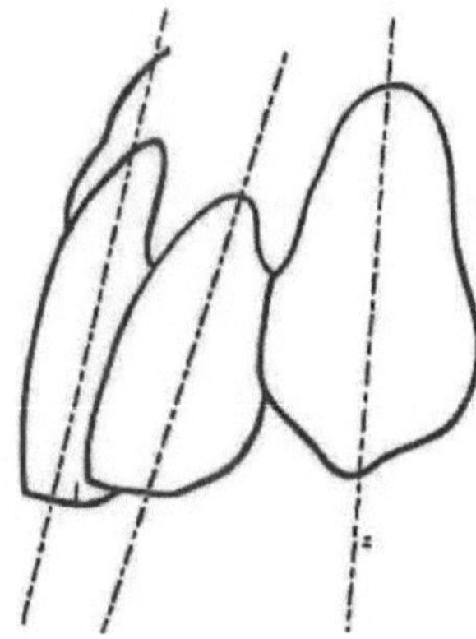

Fig.33 : Les axes longs variables des dents s'accentuent avec l'âge.

Ligne des gencives

La ligne gingivale aux extrémités cervicales des dents doit varier en hauteur (Fig. 34 a & b), généralement la ligne gingivale doit être formée[13].

a) Légèrement en dessous de la ligne des lèvres hautes au niveau des incisives centrales.

b) Plus bas que la ligne gingivale de l'incisive centrale au niveau des incisives latérales.

c) Plus haut que la ligne gingivale de l'incisive centrale ou latérale au niveau de la cuspide.

d) Légèrement plus bas qu'à la cuspide, à la prémolaire et variable pour les prémolaires. et les molaires.

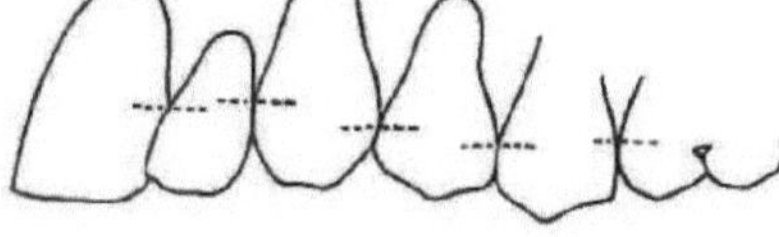

Fig.34a : Une variation des niveaux des points de contact.

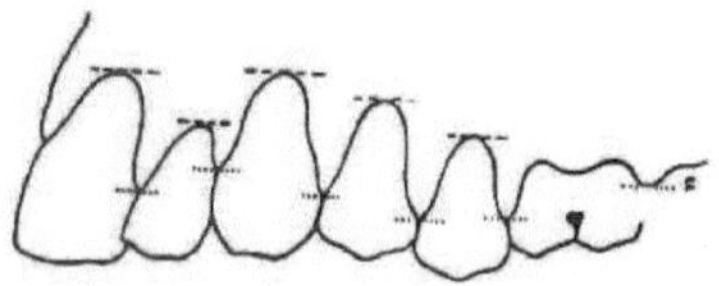

Fig.34b : Guide général pour déterminer la hauteur de la ligne gingivale de chaque dent.

Matrice dentaire (base de la prothèse)

Dans la restauration dentogène, les considérations esthétiques de la base de la prothèse se trouvent dans la matrice de la dent[8] . C'est la partie de la base de la prothèse qui est visible lorsque le patient parle ou rit.

<u>Papille interdentaire :</u>

La papille interdentaire constitue la partie principale de la matrice dentaire (base visible de la prothèse), c'est-à-dire un tiers de l'importance totale de la composition dentaire. Les deux autres tiers sont occupés par la dent et sa position.

Les règles générales pour la formation de la papille interdentaire sont les suivantes :-
a) La papille doit s'étendre jusqu'au point de contact avec la dent pour des raisons de propreté.

b) Les papilles doivent être de différentes longueurs.

c) La papille interdentaire doit être convexe dans toutes les directions.

d) Les papilles doivent être façonnées en fonction de l'âge du patient et elles sont classées comme jeunes, d'âge moyen ou âgées.

e) La papille doit se terminer près de la face labiale de la dent et ne doit jamais s'incliner vers l'intérieur pour se terminer vers la partie linguale de la surface proximale.

La papille interdentaire correctement formée remplit quatre fonctions bien précises :

1) Elle crée une zone interdentaire hygiénique et auto-nettoyante. Elle ne doit pas être sur-accentuée par des dépressions, des rainures, des rides, des plis ou toute autre forme, ce qui annulerait l'action nettoyante douce des lèvres ou des joues.

2) C'est un facteur complémentaire de l'interprétation de l'âge. La papille devient progressivement plus courte et plus large dans l'interprétation dentogène plus ancienne.

3) Elle détermine la forme du contour d'une dent et rend la forme bidimensionnelle du contour d'une dent accessoire à d'autres exigences esthétiques, telles que l'interprétation de l'âge dans les papilles et l'identification de la personnalité dans la forme sculptée de la dent. La forme appropriée de la papille peut transformer une dent carrée en une dent effilée ou une dent ovoïde.

4) Il apporte un certain degré de réflexion de la couleur dans la zone interdentaire, ce qui

crée l'illusion d'une composition dentaire naturelle.

En tenant compte des facteurs de sexe, de personnalité et d'âge et de la latitude déjà atteinte par l'espacement et la disposition asymétriques des dents, des études ont été faites pour un éventuel traitement non conventionnel de la base plastique visible.

La base de la prothèse peut être rendue légèrement convexe, au lieu d'aplatir ou de concave la résine acrylique entre les dents, ce qui permet d'obtenir deux résultats : d'une part, on peut éliminer la crevasse ou le dépôt bactérien habituel et, d'autre part, en abaissant les papilles visibles, il est possible de renforcer encore l'effet naturel.

Nous ne devrions pas copier le contour gingival naturel malade ou disgracieux, mais nous devrions reproduire ce qui est agréable par nature. Ainsi, les conditions telles que les espaces sous les zones de contact qui peuvent être présents dans une dentition naturelle parodontale ne doivent pas être reproduites, les festons profonds ou les dépressions accentuant les proéminences radiculaires doivent être évités.

Coupe linguale :

Il s'agit d'un sillon dans la surface interdentaire linguale, qui commence aux points de contact des dents si elles sont ensemble ou à l'extrémité de la papille interdentaire s'il y a un diastème, il s'élargit et se creuse selon la divergence naturelle de la surface proximale linguale des dents. Il s'efface dans la surface palatine de la prothèse[8] .

L'objectif de la coupe linguale est que, lorsque les aliments sont incisés, ils soient balayés par le canal poli et que la zone reste propre. Cela évite également une exposition non naturelle du plastique.

Contour labial et buccal de la base de la prothèse :

Le contour naturel de la base doit être convexe, verticalement, depuis le bord de la prothèse jusqu'à l'extrémité de la papille interdentaire dans la région antérieure. Cela nécessite une épaisseur plutôt modeste de la bordure de la collerette labiale, d'un créneau buccal à l'autre, et élimine la distorsion du pli muco-labial, qui apparaît trop souvent comme un renflement sous le nez. Un bord antérieur épaissi du rebord d'occlusion en cire déforme la lèvre de façon non naturelle vers l'extérieur et vers le haut et doit être évité car cela perturberait l'enregistrement correct de la ligne de la lèvre basse.

Stippling :[18]

La surface de la gencive naturelle attachée apparaît rugueuse lorsqu'elle est essuyée. L'effet de pointillé est produit sur la prothèse par l'utilisation d'une brosse à dents à poils rigides, taillée en une seule rangée de poils raccourcis de façon à ce que son application puisse être bien contrôlée. Il peut être réalisé à l'extrémité avec une fraise excentrique ronde no ^.

Les pointillés provoquent une réfraction inégale de la lumière, qui est un facteur important contribuant au naturel. Le résultat sera étonnant et gratifiant au-delà de toute espérance et de toute attente. Les papilles interdentaires, qui sont en forme de goutte d'eau, éliminent les particules alimentaires plus efficacement que les espaces interproximaux hauts, pointus et déprimés. Ainsi, les aliments difficiles, tels que les morceaux de treillis, la peau de maïs et les pelures de pomme, peuvent être éliminés de la base de la dent d'un simple coup de langue, aussi facilement que si l'on respirait. Il s'agissait d'une simple application de la physique du lycée : une ventouse en caoutchouc adhère avec ténacité à une surface lisse, il est impossible de faire adhérer la même ventouse à du béton. Ainsi, les pointillés aident à briser la réflexion de la lumière et à empêcher l'adhérence des aliments, mais ils ne devraient jamais être effectués dans les zones où la gencive est attachée près du collet des dents.

La caractérisation pour l'esthétique de la base de la prothèse au-delà de la partie visible est une perte de temps et d'efforts peu pratique. Le pointillé se termine juste en arrière de la dent perdue dans l'arcade. Les empreintes hydrocolloïdes irréversibles ont été une excellente source d'orientation pour le modelage.

CHAPITRE 8

CARACTÉRISATION DE LA BASE DE LA PROTHÈSE :

Une illusion de réalité peut être créée dans les prothèses artificielles par la caractérisation de la base de la prothèse. En produisant le contour du tissu et en simulant les caractéristiques anatomiques de la muqueuse buccale avec diverses contraintes dans une base de prothèse, on peut obtenir une restauration plus vraie que nature.

Dès 1951, Earl Pound a montré qu'il était possible de donner un aspect très naturel aux prothèses dentaires artificielles en leur donnant un contour approprié et en incorporant des variations de couleur dans la base de la prothèse. Les fabricants de résine pour base de prothèse ont rapidement réagi à cette suggestion et ont incorporé des fibres de nylon rouge à la poudre de polymère pour rompre la monotonie de la résine pour base de prothèse et pour donner un effet de capillaires à la base de la prothèse.

Distribution des couleurs dans la gencive :

Des tons profonds (rouges) sont observés dans le pli mucobuccal, le frein, la papille interdentaire et les rugosités.

Les tons pâles (jaunes) (résine de couleur dentaire) se trouvent dans les éminences radiculaires. Les tons neutres (roses) sont situés sur les surfaces labiales et buccales dans les zones en éventail entre les éminences radiculaires et divergent vers le pli mucobuccal.

Le pigment de mélanine se trouve principalement dans la gencive attachée, la papille interproximale et la gencive marginale, sous forme de bande régulière ou de zones tachetées irrégulières.

Armamentarium de la coloration :

Les taches de caractérisation sont produites par différents fabricants. Le kit se compose de cinq séries de colorants :

1. Taches rouges
2. Taches jaunes
3. Bleu, brun ou ses combinaisons, à utiliser pour la pigmentation de la mélanine.

4. Une bouteille contenant du polymère rose neutre et l'autre de la fibre de nylon.

Ceux-ci sont mélangés ensemble pour mélanger la vascularisation et l'effet capillaire.

<u>Taches disponibles dans le commerce</u>[19] :

<u>Taches minuscules</u>:- Ce sont les pigments de résine en suspension dans un vernis dissous dans la butanone. Appliquées au pinceau fin. Disponibles en sept couleurs différentes. Il est préférable d'appliquer les colorants après le traitement et le polissage de la prothèse car ils s'enlèvent facilement lors du polissage. Ils peuvent également être appliqués au fauteuil.

<u>Kayon Denture Stains</u>:- Les poudres acryliques sont déplacées dans le moule de la prothèse et localisées avec le monomère qui est distribué à partir d'une seringue. Il est possible d'utiliser ces colorants pour produire des caractéristiques d'inflammation gingivale, une couleur rose pâle sur la proéminence alvéolaire. Ils sont particulièrement utiles chez les patients non caucasiens, qui présentent souvent des dépôts de mélanine importants, principalement dans la gencive attachée, avec de plus petites quantités dans la gencive libre et marginale.

<u>Système de coloration Dreve Lightpaint - on Resin</u> : Dans ce système, les pigments sont mélangés à un support de méthylméthacrylate sensible à la lumière pour faciliter l'adhérence aux dents et aux bases des prothèses. Les colorations sont appliquées à l'aide d'un pinceau très fin et sont durcies sur une boîte à lumière.derrière la pointe de la papille.

Application de colorants sur la base de la prothèse :

Il existe essentiellement deux techniques de coloration des bases de prothèses dentaires. La première technique préconise de faire un essai de remplissage de la prothèse avec de la résine acrylique rose neutre avec une feuille de cellophane ou de polyéthylène entre les dents et la résine. (La procédure habituelle consiste à placer de la cellophane entre la résine et le moulage). Après séparation des moitiés de flash, on trouve la résine acrylique bien adaptée au moulage édenté. La surface de la résine montre le contour externe de la base de la prothèse avec la reproduction anatomique des surfaces labiales, buccales et linguales. Un pinceau propre est mouillé avec le monomère et la procédure de coloration est effectuée par la méthode de dépoussiérage et de mouillage. Les colorants et le monomère sont fournis dans des flacons distributeurs en plastique. Il est très important de contrôler la quantité et la vitesse de mouillage et d'empêcher le monomère de s'écouler vers les zones adjacentes. À cette fin, une petite seringue hypodermique en verre avec une aiguille de calibre 24 fonctionne très bien.

Une couche du ton de teinture désiré est saupoudrée et humidifiée avec le monomère. De cette manière, une séquence précise est suivie. Certains préfèrent humidifier la section à colorer d'abord avec le monomère, puis ajouter le polymère coloré, et enfin l'humidifier avec le monomère.

La deuxième technique préconise l'application de colorants sur la surface en pierre du flacon. Cette procédure implique l'application séquentielle de colorants sur la surface faciale du moule en plâtre déparaffiné avant de remplir le moule de résine acrylique. Les résultats de la coloration ne peuvent pas être visualisés tant que le traitement et le démoulage ne sont pas terminés. La correction de toute erreur n'est pas non plus possible avec cette méthode. L'application répétée du monomère directement contre le milieu séparateur peut faire adhérer le plâtre à la base de la prothèse après le traitement.

1. Des tons rouges sont saupoudrés pour la mélanine sur la gencive marginale et les papilles, puis humidifiés avec soin (1,5 mm d'épaisseur, 3 mm de largeur).
2. Les tons rose pâle et jaune sont placés sur les zones des racines et humidifiés avec du monomère.
3. Une couche de tons rouges clairs est placée dans les zones interdentaires des dents.
4. Une étroite bande de tons rouges et bleus profonds est placée (mélanine) le long de la périphérie de la collerette labiale.
5. Une poudre rose pâle de base est saupoudrée sur toutes les zones (à une profondeur de 23 mm) et mouillée pour compléter le placage.

On laisse reposer cette facette caractérisée pendant 10 minutes avant de remplir le reste du moule, on la réhumecte avec du monomère toutes les quelques minutes et on la recouvre d'une feuille de polyéthylène pour éviter l'évaporation. Ensuite, le moule est placé avec de la résine de base pour prothèse dentaire, ce qui donne deux fermetures d'essai.

La caractérisation de la base de la prothèse est d'une valeur particulière dans :
1. Sujets ayant une lèvre supérieure active

2. Personnes ayant un prémaxillaire proéminent

3. Les personnes ayant certaines vocations telles que les artistes de théâtre, les chanteurs et les enseignants.

4. D'autres qui exposent davantage la base du dentier en parlant et en souriant.

5. Personnes jeunes et dentées.

Caractérisation des dents artificielles

Les taches brunes autour du collet des dents simulent les taches dues à la consommation de tabac, de thé et de café. Les taches blanches opaques représentent les zones hypoplasiques et les obturations synthétiques. La ligne verticale des cheveux peut également être reproduite dans les dents artificielles. Ces effets ajoutent au caractère naturel du montage antérieur. Plusieurs grands fabricants de dents caractérisent ainsi des dents antérieures réalisées par le dentiste à partir d'enregistrements de pré-extraction ou de moules naturels. Ces derniers sont colorés de manière à ce que les dents soient personnalisées pour le porteur de la prothèse.

Reproduction du rugueux :

Une feuille d'étain de 0,003 gauge est placée sur la zone de la rugosité du moulage édenté et adaptée à celle-ci avec un crayon en caoutchouc. Le modèle de feuille d'étain adapté à la forme de la rugosité est coupé le long de ses côtés et maintenu séparé. Une fois la mise en cire de la prothèse terminée, la zone correspondante de la plaque de base dans le palais est découpée et le modèle de rugosité en feuille d'étain est placé sur la fenêtre palatine. De la cire molle est utilisée pour aligner le motif de la rugosité sur le reste de la surface palatine. Les bords sont scellés avec de la cire.

Facteur cosmétique :[12]

Il s'agit de la toilette personnelle[18] . Lorsqu'une personne conduit avec soin et est généralement bien soignée, le dentiste doit placer les dents artificielles dans des positions qui complètent ses efforts. Cependant, il est déconseillé de choisir des dents délicatement incurvées, de teintes assorties, et de les disposer selon un contour agréable pour une femme qui n'utilise aucun cosmétique, ne se fait pas manucurer et ne soigne pas ses cheveux. De même, il est déconseillé de rechercher le raffinement dans la disposition des dents artificielles pour l'homme aux sourcils et aux cheveux broussailleux et négligés, aux vêtements sales ou mal repassés. Les dents ne s'harmoniseraient pas avec leur environnement et paraîtraient donc plus artificielles.

55

CHAPITRE 9

LES PRINCIPES DE LA PERCEPTION VISUELLE ET LEUR APPLICATION CLINIQUE À L'ESTHÉTIQUE DES PROTHÈSES DENTAIRES[16]

"L'être humain représente le vecteur sensible qui donne vie à la beauté essentielle". C'est ce qu'a dit Léonard de Vinci, ce qui signifie que l'esthétique est un phénomène intellectuel. Le processus de perception est une organisation de données sensorielles qui sont amenées à l'intellect où une réponse est élaborée en combinaison avec les résultats d'expériences antérieures ou de croyances qui sont interprétées inconsciemment. C'est ce que l'on appelle le **percept**.

Composition :

L'étude des relations existant entre les objets rendus visibles par les contrastes de couleurs, de lignes et de textures s'appelle la composition[15] . Nous "voyons" uniquement parce que l'œil fait la différence. Il ne peut faire la différence que s'il existe un contraste dans la situation observée. Lorsque le contraste diminue, la visibilité diminue.

L'unité :

La condition première de la composition est l'unité[15] . Unité signifie "unicité". L'unité consiste à ordonner les parties d'une composition de manière à obtenir l'effet total de l'ensemble.

Il existe deux types d'unité : l'unité statique et l'unité dynamique. L'unité statique se manifeste par des structures telles que des formes géométriques régulières comme la neige, les lacs et les cristaux. Les plantes et les animaux sont des unités dynamiques. Les structures statiques sont fixes sans mouvement, les dynamiques sont un crescendo qui s'approche du point culminant.

Les forces cohésives et ségrégatives :

<u>Forces cohésives</u> : Les éléments qui tendent à unir une composition sont des forces cohésives[15] . Une bordure est une force de cohésion, ainsi que la disposition d'éléments sous une forme définie ou selon un principe.

<u>Forces ségrégatives</u> : Les forces ségrégatives doivent être introduites dans la composition dentaire pour produire une unité dynamique. Les forces ségrégatives sont à l'opposé des forces cohésives. L'unité avec la variété est nécessaire pour rendre la conception efficace, car bien que les éléments doivent être liés ensemble dans un tout organique, ils doivent être liés d'une manière intéressante.

La ligne de beauté de Hogarth a été un exemple remarquable d'unité avec la variété (Fig 35). Il s'agit d'une ligne inscrite autour d'un cône. La ligne n'est jamais la même en tout point de son parcours, mais elle ne quitte jamais la surface du cône.

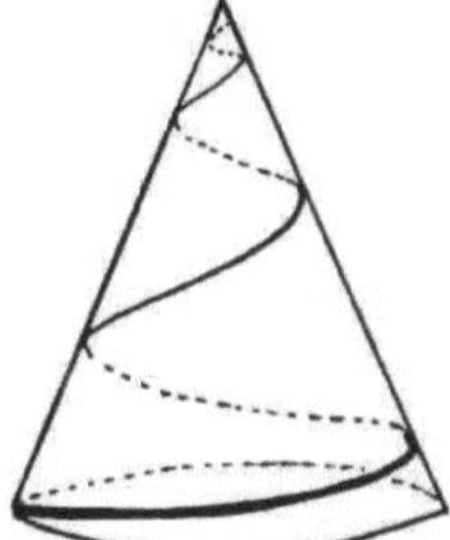

Fig. 35 : La ligne de beauté de Hogarth.

La domination :

La dominance est la condition première de l'unité. Une couleur, une ligne de forme doit dominer et les autres doivent être subordonnées. Une dent doit dominer la disposition des dents antérieures en raison de sa taille. L'incisive centrale est le choix logique. La bouche est l'élément dominant du visage. Elle domine en raison de sa taille, de sa mobilité et des associations psychiques auxquelles elle est associée.

La dominance de la composition dentaire peut être augmentée en la rendant plus visible. L'augmentation de la taille du moule, l'utilisation de dents plus légères, le placement des dents plus en avant et l'augmentation de la longueur gingivo-incisive exposée sont autant de méthodes permettant d'augmenter la longueur gingivo-incisive exposée. Pour un patient à la personnalité douce, à la couleur "mate", aux traits faciaux moyens et à la surface dentaire exposée moyenne, la dominance de la bouche peut être obtenue en minimisant les facteurs ci-dessus. Pour un patient à la personnalité forte, aux traits frappants et à la coloration brillante, tout ou partie des procédures ci-dessus peuvent être restaurées pour redonner à la bouche son rôle dominant dans la composition du visage.

Esthétique planifiée à l'avance :

La discussion précédente fournit suffisamment d'informations pour planifier la conception esthétique ou l'allocation de l'espace dentaire de la prothèse proposée[15] . En gardant à l'esprit l'évaluation du patient en tant qu'être, une analyse doit être faite de la forme de la bouche. Les caractéristiques importantes à prendre en compte sont la largeur et la hauteur, l'emplacement des commissures en position de sourire. Puisque le cadre immédiat de la zone à occuper par la composition dentaire est fourni par les lèvres, la bouche édentée peut être considérée comme un espace vierge au contour irrégulier dans lequel la composition dentaire sera réalisée. Comme la majeure partie de l'espace est représentée dans la position du large sourire, c'est cet espace qu'il faut prendre en compte. Toutes les décisions concernant la sélection et le placement des dents doivent être prises sur la base des caractéristiques de cet espace et de l'évaluation du patient en tant qu'être.

Il y a très peu de dentitions qui ne peuvent pas être rendues plus attrayantes par des modifications mineures. Lorsqu'une prothèse immédiate est réalisée, la dentition existante doit être soumise à une analyse afin de trouver les modifications mineures qui peuvent être apportées pour que la prothèse résultante soit plus en accord avec les facteurs esthétiques impliqués.

Exigences d'une prothèse supérieure esthétique :

Une prothèse supérieure esthétique exige que sa composition dentaire présente toutes les qualités mentionnées. Les dents antérieures ne doivent pas toutes être de largeur similaire. La dominance doit être démontrée par l'utilisation d'une incisive centrale de taille suffisante pour dominer la composition. Les dents ne doivent pas être placées sur la courbe statique d'un cercle, mais sur une ligne dynamique semblable à la ligne de Hogarth, et les dents doivent être placées en fonction d'un rapport répété pour assurer l'unité dans la variété. Les dents doivent être modifiées pour s'harmoniser avec l'âge, le sexe et la personnalité du patient afin d'assurer une unité subjective. La variété des ombres doit être assurée. Les lignes fournies par la matrice ne doivent pas être droites. La composition doit être placée dans une position naturelle.

Tous les autres facteurs esthétiques doivent être analysés après la mise en place des dents et leur observation en bouche. Comme l'arrière-plan affecte directement l'apparence, il est nécessaire que toutes les dents soient mises en place pour l'essayage. Le dentiste devrait mettre en place les dents en présence du patient pour ces raisons et en raison de la merveilleuse opportunité éducative que présente cette procédure.

L'équilibre dans l'esthétique des prothèses dentaires :

L'un des facteurs les plus importants pris en compte lors de l'essayage est celui de l'équilibre. L'équilibre suggère une stabilité qui résulte du fait que toutes les parties sont correctement ajustées les unes aux autres, qu'aucune partie constituant la force n'est disproportionnée par rapport à une autre. L'équilibre est un synonyme de balance.

Tout acte de vision est un jugement. On ne peut rien voir sans voir en même temps l'environnement immédiat. L'isolement est impossible. L'esprit interprète constamment les relations des objets entre eux. L'objet regardé est catalogué instantanément comme étant "devant", plus grand que ou d'une "couleur différente de". Le catalogage se fait sans pensée consciente. Même les illusions sont acceptées jusqu'à ce qu'un autre événement vienne les démentir (Fig 36).

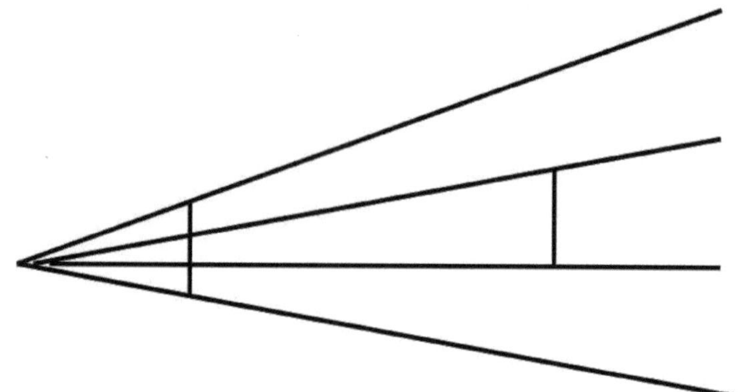

Fig.36 : Illusion : les lignes verticales sont de la même longueur.

Forces induites :

Le disque sur le coin du carré présente le phénomène des forces induites (Fig 37). Il y a un désir de la part de l'observateur de voir le disque se diriger vers une position plus stable - probablement vers le centre. Si un autre disque est ajouté à un autre coin, la tension est relâchée lorsque le centre de la paire de disques coïncide avec le centre du carré (Fig.38). Cette tension fait partie intégrante du percept lui-même, à savoir la taille, l'emplacement ou la noirceur. Puisque la tension a une magnitude et une direction, elle peut être décrite comme une force induite car rien ne pousse ou ne tire réellement sur le disque. Le champ de force du disque est affecté par les caractéristiques structurelles de la surface sur laquelle le disque est déplacé.

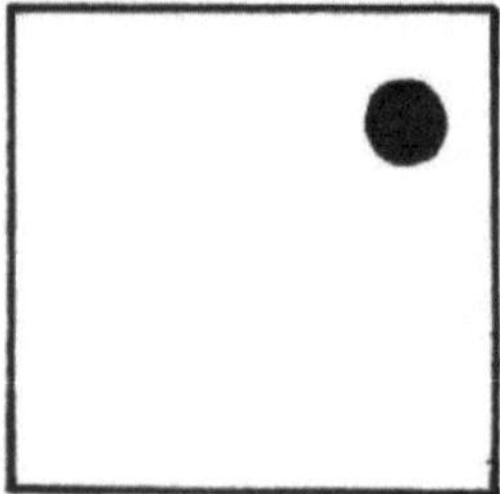

Fig.37. Manque d'équilibre : Le disque sur le plus carré serait mieux dans une autre position. Il est instable.

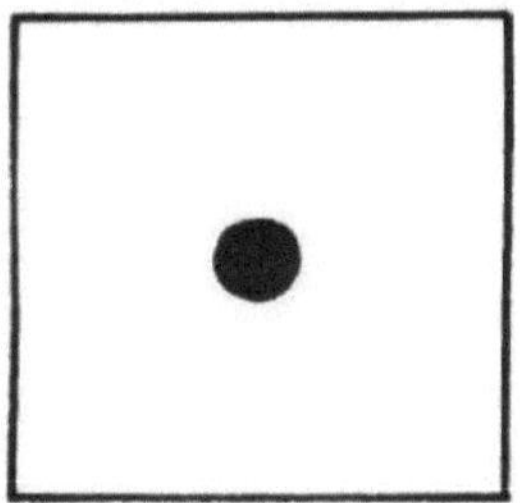

Fig.38 : Équilibre : Le disque semble stable dans cette position.

Carte structurelle :

La position la plus stable du disque est le centre. Il semble être plus stable le long de la croix formée par l'axe central, vertical et horizontal. Le centre est établi par le croisement de ces quatre lignes structurelles principales. Une carte structurelle du champ de force du carré illustre la direction dans laquelle le disque semble être incité à se déplacer vers les positions les plus stables (Fig 39). Une proposition de carte structurelle des champs de force de la zone dentaire de la bouche est illustrée (Fig 40). L'emplacement correct de la ligne médiane est nécessaire à la stabilité. On peut supposer que les qualités attrayantes de la "ligne de sourire" peuvent provenir de la stabilité obtenue par l'approximation des lignes aux diagonales de la carte structurelle.

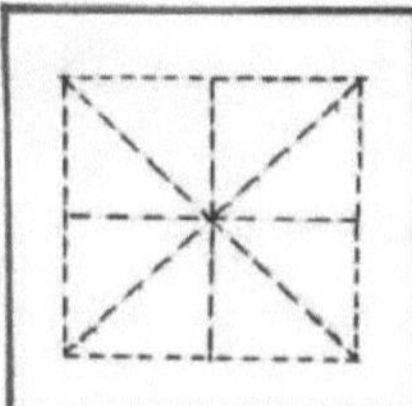

Fig.39 : Carte structurelle

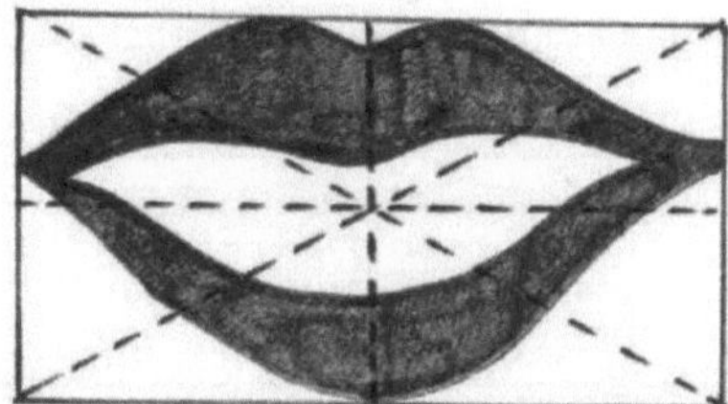

Fig.4O : Carte structurelle proposée pour la zone de la dent.

Le principe des forces induites répond à la question de savoir si la ligne médiane doit être placée au milieu de la tête ou de la bouche. Elle doit être placée à un endroit où elle est stable et ne semble pas bouger à gauche ou à droite. Il n'est pas nécessaire de mesurer la ligne médiane. Un long regard contemplatif sur la ligne médiane révélera si cette stabilité existe. Le principe d'illumination doit également être pris en compte lorsqu'on parle d'équilibre. Cela signifie simplement que lorsque deux objets sont de la même taille, le plus léger paraîtra plus grand. L'objet le plus grand a plus de poids visuel. Dans le domaine de l'esthétique des prothèses dentaires, le problème de l'équilibre est compliqué par le fait que le patient ne voit la prothèse qu'en regardant le miroir et qu'il ne se frotte qu'à une image miroir dans laquelle la gauche et la droite sont inversées. Il est sage pour le dentiste d'envisager de faire un essai dans un miroir avec le patient si l'on veut éviter les malentendus. La sélection doit se faire sous trois types de lumières. La lumière fluorescente sans couleur, la lumière incandescente et la lumière naturelle.

Ligne dans la composition dentaire :

En lignes pures, la relation la plus forte qui puisse exister entre deux lignes est une relation perpendiculaire car elle présente le plus grand contraste possible. La relation la plus harmonieuse qui puisse exister entre deux lignes est une relation parallèle car elle présente le moins de contraste possible.

La relation linéaire entre les dents adjacentes doit être harmonieuse, c'est-à-dire tendre vers le parallélisme et donc l'harmonie. Le principal fautif est généralement la ligne formée par le contour distal de l'incisive latérale, mais la surface buccale de la première prémolaire est très proche de la seconde. Il est souvent nécessaire de réduire le contour distolabioincisif et le tiers incisif du contour distal de l'incisive latérale pour éliminer la ligne conflictuelle. Le col de l'incisive latérale peut être écarté labialement pour minimiser le conflit de lignes. Le conflit offert par la bicuspide peut généralement être traité en repositionnant la dent. La ligne formée par le contour labial de la cuspide est particulièrement importante car, vue de face, c'est une ligne proéminente et elle est proche de la ligne formée par la lèvre inférieure lorsqu'elle s'incurve vers la commissure. Elle complète en fait la ligne du sourire. Si le bord incisif est incliné lingualement, la ligne formée par la surface labiale de la canine est plus proche de la ligne de la lèvre inférieure et présente une relation plus douce. Lorsque la cuspide est inclinée plus loin en direction labiale au niveau du bord incisif, elle devient plus perpendiculaire à la ligne des lèvres et présente une relation forte.

En position de sourire, si les bords incisifs des dents antérieures sont parallèles à la ligne de la lèvre inférieure comme dans la ligne de sourire, il existe une relation harmonieuse (parallélisme). Une ligne n'a pas besoin d'être complète pour être perçue. Le facteur perceptif de la fermeture en est responsable. Une série de données ou de lignes incomplètes peut être perçue par l'esprit comme une forme. L'esprit simplifie quatre points pour en faire un carré. Il organise sa perception en termes de formes qu'il reconnaît. Lorsque l'on affirme que la dent doit être placée dans un certain type de ligne ou de courbe, ce sont les facteurs qui rendent cela possible. Les bords incisifs et les pointes des cuspides peuvent créer une ligne dans la composition dentaire.

Le plan occlusal est une autre ligne critique de la composition et doit être situé dans la bonne position, généralement à la ligne de la composition et doit être situé dans la bonne position, généralement à la ligne des commissures avec la bouche légèrement ouverte mais au repos. Enfin, les lignes de la matrice au niveau de la gencive doivent être incurvées pour éviter un péché contre la réalité.

Sélection des nuances :

Ce n'est pas la teinte de la dent individuelle qui importe, mais l'effet de la teinte qui contribue à la relation entre la composition dentaire totale et la composition faciale totale[15] .

Le choix de la clarté ou de l'obscurité des dents doit correspondre à la couleur du teint, des cheveux, de la peau et des yeux. Pour améliorer l'apparence des dents artificielles, les incisives doivent être plus claires que les canines.

Une étude réalisée par Hallarman[20] a confirmé que les canines sont plus foncées que les incisives centrales, et que la couleur s'assombrit avec l'âge. Les femmes préfèrent une teinte plus claire que les hommes. Une forte personnalité indique le besoin d'un arrangement dentaire "fort" et est donc un indicateur pour une teinte claire.

Dans le choix de la teinte, ce n'est pas la teinte de la dent individuelle qui importe, mais l'effet de la teinte qui contribue à la relation entre la composition dentaire totale et la composition faciale totale. Les facteurs importants qui influent sur le choix de la teinte sont la personnalité, l'arrière-plan, les traits du visage, la surface totale des dents exposées et la quantité de lumière qui atteint les dents. La coloration et la valeur intrinsèques de la teinte sont également importantes. Tous ces facteurs peuvent être pondérés en fonction de leurs exigences en matière de valeur de luminosité de la teinte à choisir. La teinte peut être confortablement exprimée sous la forme de trois gradients, l'un correspondant à la moyenne, l'autre à la valeur supérieure et le dernier à la valeur inférieure.

Le facteur personnalité, par exemple, peut être décomposé en trois catégories : forte, moyenne et douce. Une personnalité forte est une personnalité vive, dynamique, vive ou pleine d'énergie. Une personnalité faible serait le contraire. Une forte personnalité indique le besoin d'une denture "forte" et constitue donc un indicateur de la teinte claire.

Les couleurs de peau peuvent être considérées comme moyennes claires ou foncées. Une personne à la peau foncée n'aura pas besoin d'une teinte claire, car le fond sombre fera paraître la teinte plus claire. Chez les patients à la peau foncée, les teintes devront être ajustées vers le bas. L'élément de l'âge intervient dans le facteur d'arrière-plan, car lorsque la peau se ride avec l'âge, elle reflète moins la lumière et apparaît donc plus foncée.

Les traits du visage sont importants car ce sont ces traits que la composition dentaire doit compléter pour jouer un rôle dans le visage. Des yeux grands et intenses sont un trait fort, un grand nez est un trait fort, des cheveux foncés sont un trait fort. Les dents claires sont indiquées pour que la bouche s'harmonise avec la structure totale du visage. Les traits peuvent également être notés comme forts, moyens ou faibles.

La surface totale des dents est importante car plus les dents sont visibles, plus l'effet de la composition est important. Ce n'est pas vraiment la même chose que la taille de la bouche, car dans la position du sourire, certaines bouches très larges ne montrent qu'un espace inter-labiaux très étroit et certaines bouches plus petites montrent un grand espace inter-labiaux. Si seule une petite quantité de dents est montrée, la teinte la plus claire peut être indiquée car l'impact de la bouche doit être créé dans une petite zone. Pour cette raison, la surface totale des dents, plus petite, est considérée comme le gradient fort, tandis que la surface des dents, plus grande, est faible dans ses exigences de clarté de la teinte.

La lumière est la quantité d'illumination atteignant les dents et est affectée par la hauteur de la ligne des lèvres ainsi que par l'épaisseur ou la plénitude des lèvres. Ce sont les personnes aux lèvres épaisses et à la ligne de lèvre basse qui ont besoin d'une teinte plus claire car, étant donné qu'il s'agit d'une zone plus sombre, la teinte va apparaître plus sombre que ses qualités ne le suggèrent. Une teinte plus claire est donc nécessaire pour atteindre le degré d'harmonie souhaité. La bouche avec une quantité réduite d'illumination sur les dents est celle qui demande le plus de clarté dans la teinte. Ce facteur peut être décrit comme étant sombre, moyen ou clair.

La valeur est l'essence de la nuance décrite précédemment. Tous ces facteurs peuvent être exprimés brièvement dans une formule utilisable.

$$\frac{P + F + S + TTA + L}{S} = \text{Shade Value}$$

Strength of indications for lightness	Factors Affecting Harmony of Shade					
	Personality	*Features*	*Skin*	*Total Tooth Area*	*Light*	*Shade*
1. Weakest	Soft	Weak	Dark	Large	Bright	Dark.
2. Average	Average	Average	Average	Average	Average	Medium
3. Strongest	Strong	Strong	Light	Small	Dark	Light

Critique finale

L'opinion d'autrui, notamment de la famille du patient ou des personnes considérées comme proches, est une aide précieuse pour la composition des dents à des fins esthétiques. La position des dents naturelles d'une fille ou d'un fils peut être un excellent guide lors du positionnement des dents pour les parents.

Au stade de l'essayage - Le patient doit être en position debout. La composition dentaire doit être critiquée à une distance de 6 à 8 pieds pour obtenir l'effet global du sourire. Une bonne procédure consiste à insérer la prothèse d'essai pour un essayage et à demander au patient de marcher jusqu'à la porte de la salle d'opération, de se retourner et de sourire. Cela offre l'avantage d'un impact soudain d'un effet plaisant ou déplaisant.

Les patients ne doivent pas être autorisés à observer la dentition d'essai en bouche avant que le dentiste ne soit satisfait de la composition telle qu'elle est créée.

Comme les autres personnes verront l'apparence de la prothèse le plus souvent au cours d'une conversation normale, les patients doivent d'abord s'observer eux-mêmes dans cette situation. Le patient est placé à 3 ou 4 pieds devant un grand miroir avec la prothèse d'essai dans la bouche et a la possibilité d'observer la prothèse pendant une conversation et une expression faciale normales. Si possible, il faut également demander à un autre adulte de la famille d'observer le patient pendant une conversation normale.

CHAPITRE 10

CONCLUSION

Le concept dentogène est une philosophie esthétique. Il tient compte du sexe, de l'âge et de la personnalité du patient afin de lui rendre sa dignité et son individualité unique qui ont fait défaut à de trop nombreuses prothèses.

Il existe deux mondes : celui que nous pouvons mesurer avec des lignes et des règles, et celui que nous ressentons avec notre cœur et notre imagination. Le concept dynesthésique et dentogène, lorsqu'il est appliqué, permet d'obtenir une prothèse plus naturelle et harmonieuse, ce qui est non seulement souhaité par les patients, mais aussi une qualité de soins qu'ils méritent. Une esthétique exceptionnelle peut être obtenue grâce à des directives simples : utiliser des moules dentaires spécifiquement sculptés pour les hommes et les femmes, disposer les dents prothétiques en fonction du sexe, de la personnalité et de l'âge et sculpter la matrice (base visible de la prothèse) avec des contours plus naturels.

Tous les patients ne peuvent pas se permettre le coût d'une reconstruction complète de la bouche ou d'un implant dans le but d'éviter une prothèse complète. Doivent-ils devenir édentés ? En utilisant les principes et concepts dentogéniques, il est possible de leur rendre leur dignité et leur individualité.

La dentogénie est un guide et non une contrainte, ce qui permet à notre imagination d'être plus libre. Cependant, les règles doivent d'abord être apprises, et seule la pratique, dans leur application, conduira au succès. Le dentiste doit tirer pleinement parti de tous les concepts pour créer des prothèses dentaires qui restituent l'aspect naturel de ses patients.

BIBLIOGRAPHIE

1. John P. Frush et Roland D. Fisher

    "La dentogénie : son application pratique".
    J. Prosthet. Dent., 1959 ; 9 : 914-921.

2. Salvatore J. Esposito

    "L'esthétique pour les patients en prothèse dentaire"
    J. Prosthet. Dent., 1980 ; l 44, 608-615.

3. William S. Jameson

    "Concept dynesthésique et dentogène revisité".
    J. Esthet. Restor. Dent. 2002 ; 14 : 139-149.

4. John P. Frush et Roland D. Fisher

    "Introduction aux restaurations dentogènes"
    J. Prosthet. Dent., 1955 ; 5 : 586-595.

5. John P. Frush et Roland D.Fisher

    "Comment les restaurations dentogènes interprètent le facteur sexuel"
    J. Prosthet. Dent., 1956 ; 6 : 160-172.

6. John P. Frush et Roland D. Fisher

    "Comment Dentogenic interprète le facteur de personnalité"
    J. Prosthet. Dent., 1956 ; 6 : 441-449.

7. John P. Frush et Roland D. Fisher

    "Le facteur âge en dentogénie"
    J. Prosthet. Dent., 1957 ; 7 : 5-13.

8. John P. Frush et Roland D. Fisher

    "L'interprétation dynesthésique du concept dentogène"

J. Prosthet. Dent., 1958 ; 8 : 558-581.

9. George H. Latta

   "La ligne médiane et la relation avec les repères anatomiques chez le patient édenté".

   J. Prosthet. Dent., 1988 ; 59, 681-683.

10. Jeff Morley et Jimmy Eubank "Macroesthetic elements of smile design" *JADA,* 2001 ; 132, 39-45.

11. George A Zarb et al. "Prosthodontic treatment for edentulous patients" 10th Edn, 384-424.

12. Charles M Heartwell.

    "Syllabus pour les prothèses dentaires complètes" 4th Edn, 350-352.

13. Edwin I. Levin

    "L'esthétique dentaire et la proportion dorée".

    J. Prosthet. Dent. 1978 ; 40, 244-252.

14. Jack D. Preston

    "La proportion dorée revisitée"

    J. Esthetic Dent., 1993 ; 247-251.

15. Daniel H. Ward

    "Conception d'un sourire proportionnel à l'aide de la proportion dentaire esthétique récurrente (RED)".

    Dental Clinics ofNorth America, 2002 ; 143-153.

16. RichardE. Lombardi

" Les principes de la perception visuelle et leur application clinique à l'esthétique des prothèses dentaires ".
J. Prosthet. Dent. 1973 ; 29, 358-381.

17. Claude R. Rufenacht
"Principes fondamentaux de l'esthétique"
Quetersence Publishing Company, 80-105.

18. Donald F. Kemnitzer
"L'esthétique et la base de la prothèse"
J. Prosthet. Dent. 1956 ; 6, 603-614.

19. Arshad Ali et David Hollisey-McLean
"Améliorer l'esthétique chez les patients porteurs de prothèses dentaires complètes".
Dent. Update, 1999 ; 198-202.

20. Lloyd Sherwin Landa
"Directives pratiques pour l'esthétique des prothèses complètes".
Dental Clinics ofNorth America, 1977 ; 21, 285-298.S

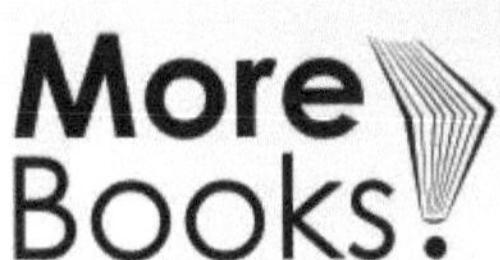

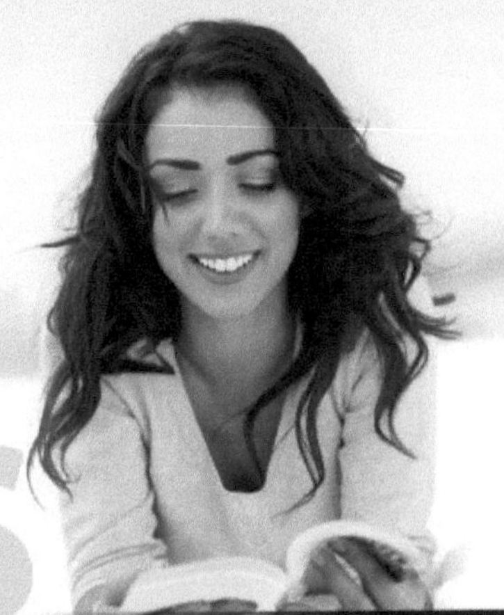

Buy your books fast and straightforward online - at one of world's fastest growing online book stores! Environmentally sound due to Print-on-Demand technologies.

Buy your books online at
www.morebooks.shop

Achetez vos livres en ligne, vite et bien, sur l'une des librairies en ligne les plus performantes au monde!
En protégeant nos ressources et notre environnement grâce à l'impression à la demande.

La librairie en ligne pour acheter plus vite
www.morebooks.shop

KS OmniScriptum Publishing
Brivibas gatve 197
LV-1039 Riga, Latvia
Telefax: +371 686 204 55

info@omniscriptum.com
www.omniscriptum.com

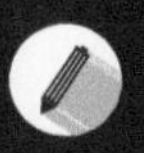

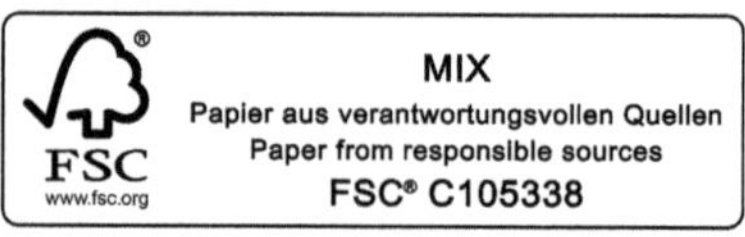
MIX
Papier aus verantwortungsvollen Quellen
Paper from responsible sources
FSC® C105338
FSC
www.fsc.org

Printed by Books on Demand GmbH, Norderstedt / Germany